湖南省创新型省份建设专项科普专题项目

QUANMIN DAJIANKANG 全民大健康——家庭中医护理攻略

中医不是慢郎中

——急救家庭中医护理

ZHONGYI
BUSHI MANLANGZHONG
JIJIU JIATING ZHONGYI HULI

主编 廖若夷

丛书主编 罗尧岳

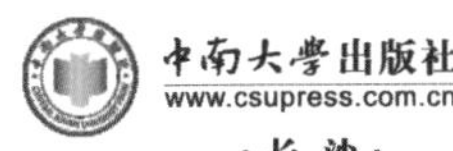

中南大学出版社
www.csupress.com.cn
·长沙·

图书在版编目(CIP)数据

中医不是慢郎中：急救家庭中医护理／廖若夷主编.
—长沙：中南大学出版社，2022.9
（全民大健康：家庭中医护理攻略／罗尧岳主编）
ISBN 978-7-5487-4933-2

Ⅰ.①中… Ⅱ.①廖… Ⅲ.①中医急症学—护理学
Ⅳ.①R248.9

中国版本图书馆 CIP 数据核字(2022)第 095035 号

中医不是慢郎中——急救家庭中医护理
ZHONGYI BUSHI MANLANGZHONG——JIJIU JIATING ZHONGYI HULI
廖若夷　主编

□出 版 人　吴湘华
□策划编辑　汪宜晔　陈海波　王雁芳
□责任编辑　王雁芳
□责任印制　唐　曦
□出版发行　中南大学出版社
　　社址：长沙市麓山南路　　邮编：410083
　　发行科电话：0731-88876770　　传真：0731-88710482
□印　　装　湖南鑫成印刷有限公司

□开　　本　880 mm×1230 mm　1/32　□印张 5.25　□字数 137 千字
□互联网+图书　二维码内容　字数 2 千字　视频 36 分钟　图片 50 张
□版　　次　2022 年 9 月第 1 版　□印次 2022 年 9 月第 1 次印刷
□书　　号　ISBN 978-7-5487-4933-2
□定　　价　32.00 元

形神共养
康寿并存

熊继柏 二〇二二年五月一日题

编 委 会

◇ 丛书主编

罗尧岳(湖南中医药大学)

◇ 主　编

廖若夷(湖南中医药大学第一附属医院)

◇ 副主编

余艳兰(湖南中医药大学第一附属医院)
奉水华(湖南中医药大学第一附属医院)
陈　献(湖南中医药大学第一附属医院)

◇ 编　委(按姓氏音序排列)

卞雪春(湖南中医药大学第一附属医院)
蔡不已(湖南中医药大学第一附属医院)
谌　芬(湖南中医药大学第一附属医院)
邓　丹(湖南中医药大学第一附属医院)
高子琪(湖南中医药大学)
龚小枚(桃江县中医医院)
郭　元(湖南中医药大学第一附属医院)
郭李梦(湖南中医药大学第一附属医院)
侯　芳(湖南中医药大学第一附属医院)
黄　璐(湖南中医药大学第一附属医院)
黄娟娟(湖南中医药大学第一附属医院)
李玉华(湖南中医药大学第一附属医院)
林　奕(湖南中医药大学第一附属医院)
刘　彬(湖南中医药大学第一附属医院)

刘才丹(湖南中医药大学第一附属医院)
米　璐(湖南中医药大学第一附属医院)
彭　露(湖南中医药大学)
佀惠婕(湖南中医药大学)
唐　燕(湖南中医药大学第二附属医院)
涂　丽(湖南中医药大学第一附属医院)
王婷婷(湖南中医药大学第一附属医院)
王小亮(湖南中医药大学第一附属医院)
王叶青(湖南中医药大学第一附属医院)
吴　敏(湖南中医药大学第一附属医院)
熊　辉(湖南中医药大学第一附属医院)
许时来(湖南中医药大学第一附属医院)
杨　楠(湖南中医药大学第一附属医院)
尹罗娟(湖南中医药大学第一附属医院)
余　静(湖南中医药大学第一附属医院)
张建影(湖南中医药大学第一附属医院)
张　上(湖南中医药大学第一附属医院)
章　琼(湖南中医药大学第一附属医院)
赵　鸿(湖南中医药大学第一附属医院)
周　莉(湖南中医药大学第一附属医院)
周　娜(湖南中医药大学第一附属医院)
周运波(湖南中医药大学第一附属医院)
邹　婵(湖南中医药大学第一附属医院)
邹秋玉(湖南中医药大学第一附属医院)

丛书序

Preface

中医药是中国古代科学的瑰宝，也是打开中华文明宝库的钥匙。习近平同志殷殷嘱托，“切实把中医药这一祖先留给我们的宝贵财富继承好、发展好、利用好”。国家中医药管理局、中央宣传部、教育部、国家卫生健康委、国家广电总局共同制定的《中医药文化传播行动实施方案（2021—2025 年）》明确指出，“到 2025 年，中医药对中华文化传承发展的贡献度明显提高，作为中华文明瑰宝和钥匙的代表意义和传导功能不断彰显，成为引导群众增强民族自信与文化自信的重要支撑”。

家庭是社会的细胞，每个人一生中绝大多

数时间都是和家人一起度过。将中医护理应用于家庭，无论是对个人健康，还是对中医护理进一步向基层拓展，促进国家中医药事业发展，都具有十分重要的作用。因此，探寻中医药健康文化家庭普及的路径及策略，正当其时，且十分必要。家庭中医护理的目的是培养老百姓具备一定的中医药健康文化素养，在中医药基本理论指导下开展饮食、运动、睡眠、传统保健等方面的家庭自助式护理，提高人民健康水平。

为充分发挥中医药“简、便、廉、验”等特点及中医护理在疾病预防、治疗、康复等方面的独特优势，促进中医护理进一步向家庭拓展，我们基于中医“治未病”的思想，按照人体生命全周期，以家庭自助式护理为核心，甄选出家庭常见健康问题、常见病症，精心编写了一套中医护理科普丛书，共6本图书:《好妈妈胜过好医生——婴幼儿家庭中医护理》《青春有“理”不迷茫——青少年家庭中医护理》《有中医好“孕”自然来——孕产妇家庭中医护理》《轻松度过更年期——家庭中医护理攻略》《中医助你过百寿——老年人家庭中医护理》《中医不是慢郎中——急救家庭中医护理》。“全民大健康——家庭中医护理攻略”的出版，是中医药文化传播的成果，也是护理工作者向《中华人民共和国中医药法》颁布5周年献上的一份礼物。

为创作兼具科学性和可读性的科普佳作，促进中医护理在家庭防病治病及康复中的推广，让读者一看就懂，懂了能用，丛书编委会严格筛选了一批常见病症，以临床案例为切入点，汇集临床常见问题并以一问一答的形式呈现，辅以精心原创的漫画、音频、视频等，尽可能将生涩的医学术语和深奥的中医理论直观、形象、有趣地表达。丛书出版将以纸质书、电子书、新媒体、微视频等相结合，通过二维码链接或配套出版发行。

普及中医养生健康生活方式，推广中医护理适宜家庭技术，促进中医药文化生活化，推动中医药文化更广泛地融入每个家庭，被更多群众认知和接受，是中医药教育者的初心和使命。探索建立中医药文化指导下的现代健康生活方式，努力实现中医药文化的创新发展，持续满足人民群众对日常保健、治病防病的需求，满足人民群众对美好生活的需求，是中医护理工作者的初心和使命。

星星之火，可以燎原。我们期待，中医护理延伸进千家万户，赋能广大人民群众健康地生活，健康地老去；我们期待，“信中医、爱中医、用中医”渐成更多人的习惯；我们期待，更多的人成为中医药文化的受益者、传播者。

是为序。

罗尧岳

2022年7月于湖南中医药大学

序言 Preface

随着社会活动增多、生活节奏加快，人身意外也在增加。及时有效自救，减少伤亡尤显重要。积极推动急救知识与技能的普及，提升自我急救能力，是广大医务工作者的责任和使命。

中医是中华文明的瑰宝，为中华民族繁衍生息作出过巨大贡献，是超前的整体医学。人们平常里只知中医主治慢病，殊不知中医在应急方面有它独特的优势，不仅管用，还见效快，容易学。早在2000多年前，中医急救就畅行华夏，长期领先于世界，而今仍有其独特的应用价值。

湖南中医药大学第一附属医院廖若夷教授是一位从临床成长起来的资深中医护理专家，

这次她组织湖南中医药大学及其附属医院相关护理专家历时约2年，精心编写了《中医不是慢郎中——急救家庭中医护理》一书，全书图文并茂，就20余种家庭常见急症、意外伤害及突发灾难事件，用接地气的语言，采用一问一答、讲故事的形式传授读者现场中医急救知识，告知在最短的时间内正确自救、互救。同时配以形象生动、色彩鲜明的原创漫画和易被接受的微视频，帮助读者更好地理解中医知识。作品用现代语言，精选简、便、廉、验的家庭中医简易疗法，兼顾疾病防治两方面的内容，令人耳目一新，是推动中医药文化普及和健康保健的有益尝试。

健康需要医学科普，期许阅读这本充满智慧和实用的中医科普图书，能给读者带来个人及家庭健康的终身受益，故乐为之序。

湖南省中医药管理局副局长

肖文明

2022年9月25日

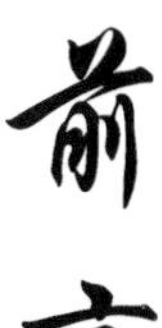

言 Foreword

随着社会进步，人民生活水平日益提高，各种疾病尤其是心脑血管疾病的发病率逐年上升，再加上城市化发展迅速，人口密度加大，疾病猝死和意外伤害等给人民带来的伤害更加严重。据统计，全国每年有50余万人发生猝死，而救治成功率仅为1%左右。很多疾病最宝贵的抢救时机是在发病后的较短时间内，因此现场急救对于挽救生命具有举足轻重的作用。公众的参与是提高现场急救水平的重要环节，让生命的第一道关口前移，加强急救科普，提高公众自救互救意识及急救技能水平，具有国家战略意义。

中医诊治急症历史悠久，源远流长，目前常用的一些急救技术早在祖国传统医学里就可见雏形。例如，东汉时期张仲景所著《金匮要略》记载了用于急救的胸外心脏按摩法："一人以手按据胸上，数动之"。我国第一部临床急救手册《肘后备急方》记载了"塞两鼻孔，以芦管纳其口中至咽，令人嘘之。有倾，其中砻砻转，或是通气也"，远远早于现代医学的人工呼吸……这些方法在现代现场急救中也相当适用，而且简单有效，经久不衰。

"没有全民健康，就没有全民小康"，健康是幸福生活的前提，是促进人的全面发展的必然要求，是经济社会发展的基础条件。随着健康理念深入人心，公众不仅希望享受优质的医疗服务，而且希望接触到通俗易懂的医学科普知识。科普急救知识，充分发挥中医急救的特色和优势，让更多的人掌握中西医急救技能，推动实用的中西医急救方法进社区、进家庭是广大医务工作者的责任和使命。

为此，我们邀请有丰富临床经验的中医护理专家，参考大量文献资料，编写了这本《中医不是慢郎中——急救家庭中医护理》。本书遵循"预防为主，中西医并重"的思想，选取20余种家庭常见急症、意外伤害及突发事件，用浅显易懂的语言，结合原创漫画、微视频等生动新颖的展示形式，增强可读性和感染力，帮助读者掌握简单实用的中西医救护知识。全书分为四章，第一章主要介绍家庭健康生活知识、家庭急救中医护理技术和院前急救相关知识；第二、三章针对哮喘发作、高热、急性胸痛、癫痫发作、脑卒中、气道梗阻、中暑、烧烫伤等家庭常见急症和意外伤害，以故事化、场景式的方式介绍疾病病因、临床表现和注意事项，配合中医护理急救妙招、食谱锦囊和专家提醒等；第四章重点介绍突发灾难事件的应急处理和心理危机干预方法，多角度讲解如何在灾害中自救，从而最大程度地保护自己。

《中医不是慢郎中——急救家庭中医护理》凝聚了各位专家的辛勤劳动与智慧，得到了中南大学出版社的支持，在大家的共同努力下本书能够顺利出版，在此一并致谢！希望本书的出版对中医药文化和急救科普知识的传播起到一定的促进作用。

由于编写人员学识水平有限，书中存在缺点、疏漏在所难免，恳请广大读者和同仁批评指正。

主　编　廖若夷

2022 年 9 月

目录
Contents

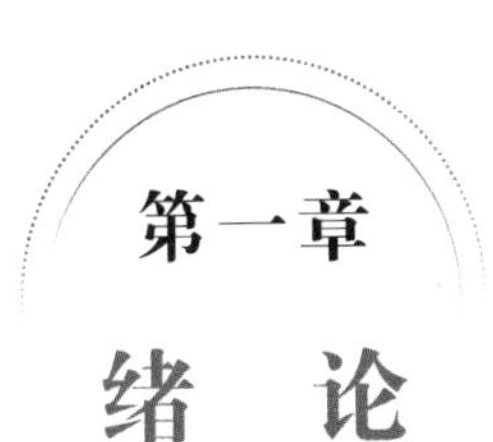

第一章 绪论

第一节 家庭健康生活知识

家庭是人们最重要、最基本的生活场所，有很多意外伤害与居住环境有关，尤其是有老人和孩子的家庭，更要注意家中是否存在危险因素，如用电、用火设备是否完好，老人进出、孩子玩耍是否会碰到危险等，一旦发现隐患要及时排除。

一、健康安全的生活环境

1. 居室安全

家用电器和线路保持完好，燃气灶和燃气管道勿泄漏，冬季用煤炭取暖炉取暖时，要保证烟道通畅，居室和楼道不堆放易燃杂物，浴室用防滑地板，浴缸边加扶手，家具应避免尖角，家中配置灭火器材。

2. 生活安全

孩子做功课时，正确使用并保管好锋利尖锐的文具；不要把有毒液体装在饮料瓶里，以免家人误饮；药品、清洗剂、开水、刚用过的熨斗等放置于儿童接触不到的地方；儿童在玩耍、跑、跳的时候，嘴里不要含着糖果、笔帽、硬币、扣子、豆类等，以防发生意外；不要让婴幼儿玩塑料袋，以防蒙住头、遮住口鼻，阻碍呼吸；刚会翻身的婴儿睡觉时，成人要加强看护，以免婴儿翻身成俯卧位时口鼻被枕头堵住，导致窒息。为防止在家中出现意外伤害，每个家庭成员都要认真对待，随时消除家中的危险因素。

二、良好的生活习惯

(1)劳逸结合，避免长时间劳累；避免久坐，尽量多走动。注意防暑保暖，防止气温变化对身体造成伤害。

(2)保持家庭和睦，情绪稳定，心情舒畅，避免过于激动。

(3)定期检查，及时发现安全隐患，可减少或避免伤害的发生。

三、饮食卫生安全

(1)养成良好的饮食习惯：食用新鲜、干净的食物；外买熟食和冷藏存放的食品在食用前要彻底加热；生食、熟食要分开存放，并且用不同的刀具和砧板处理。

(2)增强食品安全意识：在正规的商店和市场购买食品；不吃腐败变质、过期和来源不明的食品；不买变色、变味的食品和外观变形的罐装食品。

(3)食品存放环境适宜：保持食具和橱柜的清洁；定期清洗冰箱和检查冰箱内温度；保持厨房的清洁，防虫、鼠污染。

(4)勿暴饮暴食，避免诱发消化系统疾病；不酗酒、不吸烟。

四、药物服用和保存安全

(1)注意按医生处方或药品说明书所规定的时间和剂量服用

药物，不随意延长或缩短服药时间，不随意增加或减少剂量。药量过小，达不到预期效果；药量过大，会引起不良反应，甚至危及生命。

(2)按照药物的保存要求进行存放，如滴眼液、胰岛素等需要冷藏，硝酸甘油、维生素等需要避光保存，干酵母、复方甘草片等需要防潮。药物应放在儿童接触不到的地方保存。过期、变色、变质的药品按有害垃圾丢弃。药瓶或药盒上的药品名称与瓶内或盒内的药物须相符，不可错放。内服药和外用药要做好标记，分开存放，并保管好药品说明书，以备查阅。

五、家庭急救箱配备

家中常备急救箱，根据家人的健康状况和家庭条件配备必要的急救用品和药品，可以及时救助突发疾病的家人。急救箱内的用品和药品要定期清点，防止过期。此外，家庭急救箱是用来应急的，即使患者服药后突发症状得以缓解，也应当尽早去医院做系统检查，以免错失治疗良机。

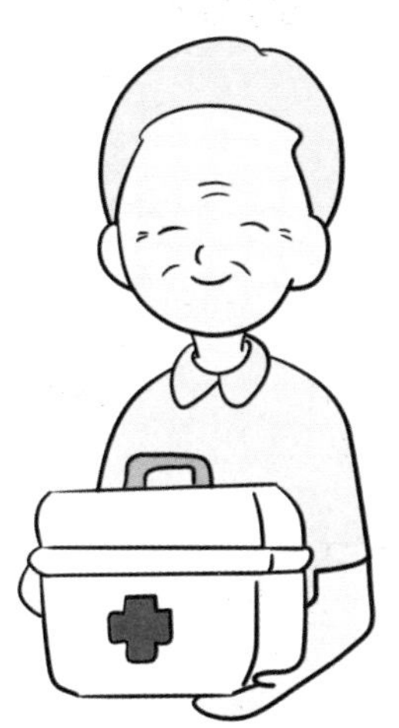

六、拨打急救电话

遇到突发意外，比如身边的人突发疾病或受伤，这时别忘了请求急救服务(拨打急救电话120)。当急救电话拨通后，您需要说清楚以下情况：患者所在的具体地点，最好说明该地点附近的明显标志，如建筑物和公交车站等，以便救护车寻找；患者的年龄、性别、人数；患者的主要表现，如胸痛、意识不清、呕血、呕吐、呼吸困难等；患者发病或受伤的时间、原因等。如果是意外伤害，要说明致伤原因，如触电、爆炸、塌方、溺水、火灾、中毒、交通事故等，并说明受伤部位的情况。此外，您还需要留下现场联系人的姓名和电话号码(现场联系人的电话要保持畅通)，问清救护车到达的大致时间，准备接车。

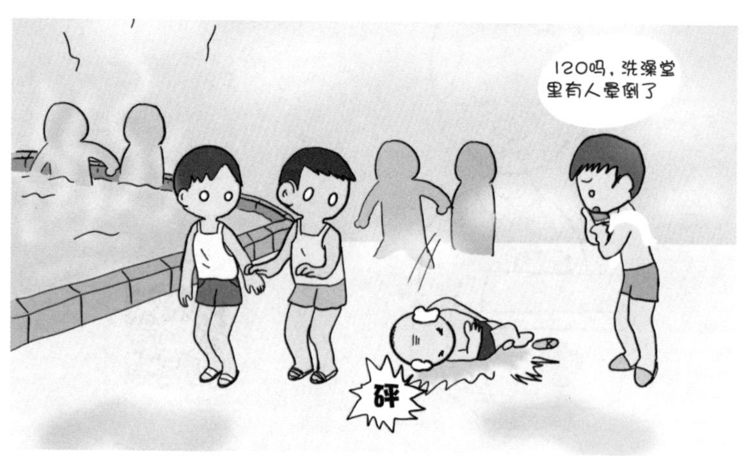

当遇到各种危险、紧急状态，需要公安机关帮助时，要立即拨打报警电话。目前主要的报警电话有：120(医疗救援报警台)、110(匪警报警台)、119(火警报警台)和122(交通事故报警台)等，这几个报警电话在很多城市已实现联网。例如，拨打110报火灾、交通事故警情时，110指挥中心可以将电话转接119、122报警平台，不用再拨打报警电话。

注意：拨通求救电话后，如果忘记了自己该说什么，一定要清楚、准确地回答电话接线员的问话，并等接线员告诉你可以挂电话时再挂断电话。

第二节　家庭急救中医护理技术

中医治疗急症历史悠久，理论体系完整而独特。例如，东汉时期张仲景的《伤寒杂病论》所治疾病多是急危重症，书中提出了六经辨证的思路。晋代葛洪的《肘后备急方》被认为是中医学的第一本急救手册。明清时期则以针对各种烈性传染病的温病学说的兴起为标志。从六经辨证的形成到金元四大家在学术上的发展，再到温病学派中卫气营血、三焦辨证学说的创立，中医学具有划时代意义的辨证方法的确立都是根源于急危重症的治疗，因此从历史的渊源上来看，中医本身就是以治疗急症、危重症为主要内容。中医最大的优势在于急症、重症的诊断与治疗，中医学术思想几次大的飞跃和中医学发展最为繁荣的阶段都与中医药治疗急症、危重症密切相关。

日常生活中，家庭急救对急症的前期救护往往起到关键性作用。突发疾病时，若掌握一定的科学急救知识，能在第一现场对患者采取及时、有效的救护措施，可防止病情恶化，甚至能转危为安。将中医特色护理技术应用于家庭急救，为家庭突发急症患者提供急救干预，能为后续的治疗或抢救争取时间。现将几种简便实用的中医急救技术介绍如下。

一、指按法

指按法是指用拇指指腹或指端按压体表的一种手法，可起到疏通经络、调理脏腑、急救醒神的作用。例如，昏迷可掐人中穴，有很强的兴奋促醒作用；心绞痛发作时可按至阳穴；急性胃痛、胃痉挛时按压内关穴，有止吐、止痛作用；在药物治疗的基础上按压人迎穴与风池穴，可增强降血压效果，缓解高血压急症。

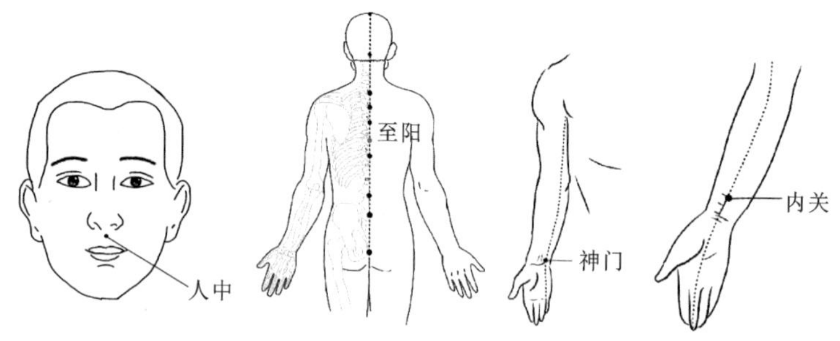

二、放血疗法

放血疗法是用三棱针、毫针、梅花针或头皮针刺破人体的一定部位，放出少量血液，从而达到治疗疾病目的的一种方法。临床上本法常用于晕厥、高热、中暑、头痛、中风闭证、急性咽喉肿痛等患者。例如，耳尖穴放血能快速且明显地改善高血压患者头晕、头痛等症状；耳尖、十宣、委中穴点刺放血有较好的降温效果；少商、商阳穴点刺放血可改善咽喉肿痛的症状；耳垂上的解酒穴放血有醒酒作用。

三、艾灸疗法

艾灸疗法是用艾条或艾炷在身体某些特定部位上施灸，通过经络传导，起到温通经络、行气活血、回阳救逆、扶正祛邪作用的一种方法。例如，艾灸足三里可快速缓解急性胃痛的症状；对前列腺增生导致的小便不畅可隔盐灸神阙穴，隔姜灸中极穴；艾灸关元穴治疗痛经疗效颇佳；小儿泄泻可艾灸足三里、中脘、天枢等穴位，也可隔盐灸神阙穴。

四、拔罐法

拔罐法是以罐为工具，利用罐内燃烧或热蒸、抽吸等方法，排出罐内空气，使之形成负压，将罐吸附于施术部位以产生温热刺激并造成局部皮肤充血、瘀血现象，用以调节机体机能，达到防病治病目的的一种方法。本法具有行气活血、温经通络、消肿止痛等功效，可用于伤寒感冒、头痛、面瘫、咳嗽、哮喘、消化不良、泄泻、月经不调、痛经等病证。

五、刮痧疗法

刮痧疗法是应用边缘钝滑的器具，蘸取一定的介质，在人体体表或穴位上反复刮动，使局部皮下出现痧斑或痧痕，起到疏通腠理、排泄瘀毒、扶正祛邪、退热解凉、开窍益气作用的一种方法。例如，风热头痛可于疼痛部位轻轻刮拭或循经刮拭；小儿感冒发热可取大椎、

曲池、肺俞、合谷穴刮痧；小儿急惊风可刮拭颈部、两侧夹脊穴、上肢肘窝、下肢腘窝等。

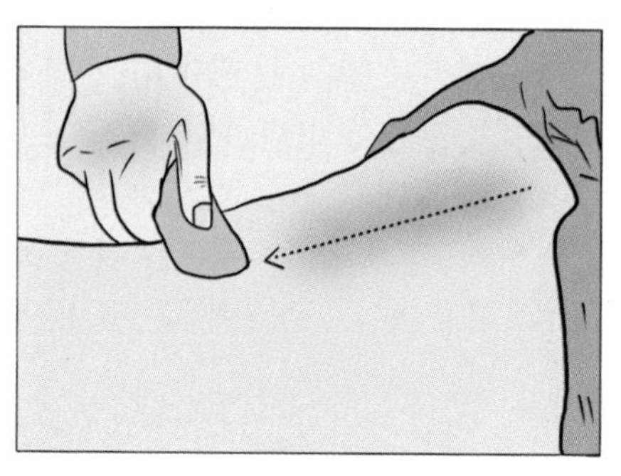

六、穴位贴敷

穴位贴敷是把药物研成细末，调成糊状或膏状，贴敷于穴位或患处的一种方法。例如，咯血患者可将大蒜泥捣碎，加入肉桂、冰片，敷于双足涌泉穴以止血；小儿疫毒痢可取大黄适量，醋调为膏，或苦参适量，开水调为膏，敷于神阙穴可止泻；用吴茱萸磨粉，醋调后敷于两足涌泉穴可降低血压。

七、中药灌肠术

中药灌肠术是将中药药液从肛门灌入直肠至结肠，使药液保留在肠道内，通过肠黏膜吸收达到治疗疾病目的的方法。例如，采用云南白药化水灌肠治疗肠出血、溃疡性结肠炎等。因禁食、昏迷、呕吐或小儿服药困难者，剂量难以准确控制，采用直肠给药效果好，尤其适宜于肠道疾病、妇科疾病及合并便秘或大便干结者，各种急危重症属实证且合并便秘者均可应用大承气汤等具有泻下作用的中药直肠滴入治疗。

第三节 院前急救相关知识

一、院前急救

1. 概述

院前急救也称院外急救，是指在医院之外的环境中对各种危及生命的急症、创伤、中毒、灾害事故等患者进行现场救护、转运及途中救护的统称，即从患者发病或受伤开始到医院就医之前的救护。及时有效的院前急救，对于维持患者生命、减轻患者痛苦，提高抢救成功率，降低致残率具有极其重要的意义。

一个有效的院前急救组织应具备以下标准：①以最短的时间快速到达患者身边，根据具体病情转运到合适的医院；②给患者最大可能的院前医疗救护；③平时能满足该地区院前急救需求，突发公共卫生事件或灾害事件发生时能实施紧急医疗救援；④合理配备和有效使用急救资源，获取最佳的社会、经济效益。用上述标准衡量不同组织形式，可以比较客观地反映其急救功能。

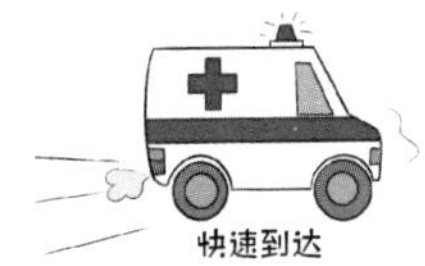

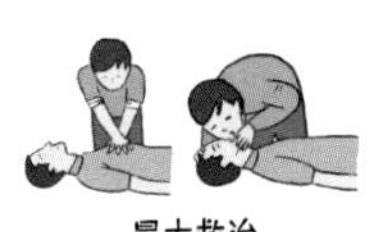

院前急救组织
标准

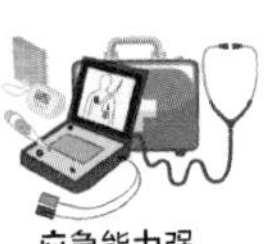

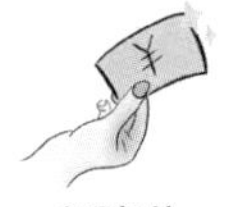

2. 院前急救的任务及工作范围

院前急救作为社会保障体系的重要组成部分，是基本医疗服务和公共卫生服务的提供者，其主要任务及工作范围如下。

(1)为院前呼救的患者提供院前急救：这是院前急救的主要任务和经常性任务。呼救患者一般分 3 种类型：①短时间内有生命危险的患者，如急性心肌梗死、严重创伤、大面积烧伤、休克等，占呼救患者总数的 10%～15%。对此类患者必须实施现场急救，目的是挽救患者生命或维持其生命体征。②病情紧急但短时间内尚无生命危险的患者，如骨折、急腹症、重症哮喘等，占呼救患者的 70%～80%。对此类患者也需要进行现场处理，目的是稳定病情、减轻患者在转运过程中的痛苦和避免并发症的发生。③慢性病患者，占呼救患者的 10%～15%，对此类患者不需要实施现场急救，只需提供救护车转运服务。

(2)突发公共卫生事件或灾害性事故发生时的紧急救援：在自然灾害和人为灾害中，由于患者多、伤情重、情况复杂，除了做好现场医疗急救外，还需要与现场其他救援队伍如消防、交通、公安等部门密切配合，并做好自身安全防护措施；遇到特大灾害时，应结合实际情况执行有关抢救预案，无预案时须加强现场患者分类和现场救护，并根据不同情况及时分流。

(3)普及急救知识和技能：为实现非医护人员和专业医护人员救护的紧密衔接，应大力普及急救知识和急救技能，使在现场的第一目击者(first witness)能首先给患者进行必要的初步急救。一方面，可通过广播、电视、报刊等对公众普及急救知识，开展现场救护及心肺复苏(cardiopulmonary resuscitation，CPR)的全民教育；另一方面，可针对特殊人群，如红十字会成员、司机、警察、导游等进行专项培训。有条件的急救中心可承担一定的科研教学任务。

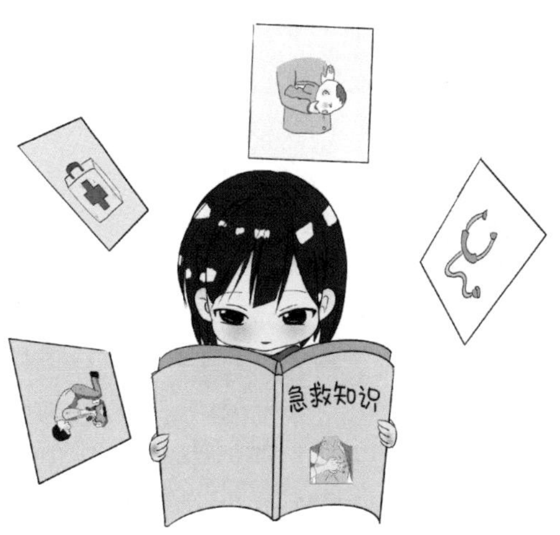

(4)通信网络中的枢纽任务：①市民与急救中心的联络；②急救中心与救护车、急救医院即急救医疗服务体系(emergency medical service system，EMSS)内部的联络；③急救中心与上级领导、卫生行政部门和其他救灾系统的联络。院前急救的通信网络在整个急救过程中不仅承担着接收急救信息的任务，还承担着传递信息、指挥调度和与上级领导、救灾急救指挥中心、急救现场、急救车、医院急诊科联络的功能，起到承上启下、沟通信息的枢纽作用。

3. 院前急救的模式

院前急救模式是建立与发展急救医疗服务体系的基础。目前世界上主要存在两类院前急救模式，即美英模式和法德模式。美英模式的主要特征是将患者运往医院治疗，而法德模式的主要特征是将医院带到患者身边。我国的院前急救模式总体上是位于两种模式之间，院前急救人员一般是具有执业资格的医护人员。由于经济水平、急救力量、急救资源等多方面因素，各地区在原有医疗体系的基础上形成了各具特色的院前急救模式，可归纳为独立型、指挥型、院前型、依托型、附属消防型等模式。但就院前急救组织质量管理内容而言，其共性的环节包括：通信、运输、医疗(急救技术)、急救器材装备、急救网络、调度管理等。而其中通信、运输和医疗(急救技术)被认为是院前急救的三大要素。

初级评估前，应首先评估环境危险因素，保证已执行医院相关安全规定和制度，针对血液和体液暴露实施标准预防措施。分诊台始终有人守候，辅助工作人员处于随时可以调动并提供帮助的状态。此外，设备作为环境安全的一部分，应确保处于正常备用状态的基础生命支持设备的可获得性，以保障患者安全。

初级评估的目的是快速识别有生命危险、需要立即抢救的患者，初级评估内容包括：气道及颈椎、呼吸功能、循环功能、神志状况和暴露患者。

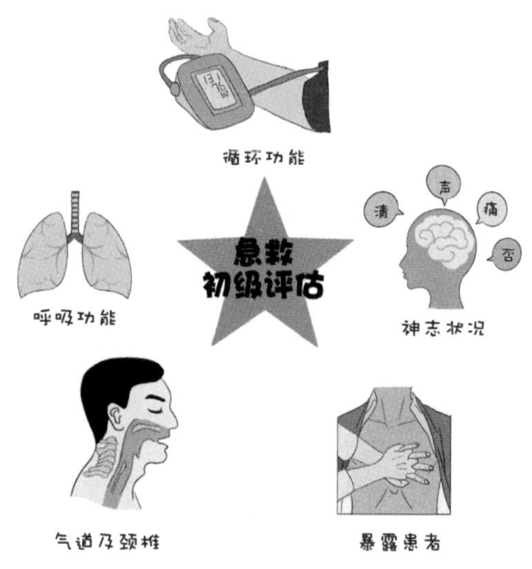

(1)气道及颈椎：检查患者能否说话、发音是否正常以及发音与年龄是否相符合，判断气道是否通畅。观察有无造成气道阻塞的原因，例如，舌后坠、松脱的牙齿、口腔内异物、呕吐物、分泌物、血块、口唇或咽喉部肿胀等，其中舌后坠是意识模糊患者气道阻塞最常见的原因。如果气道部分或完全阻塞，应立即开放气道，尽快将患者送入抢救室，对创伤患者同时应注意固定颈椎，予以制动。

若颈椎无损伤，开放气道时可采用仰头抬颏法，或通过负压抽吸分泌物及异物、建立口咽气道或鼻咽气道等措施保持气道通畅。对气道阻塞、换气不良或无意识患者，应做好气管插管的准备。

(2)呼吸功能：检查患者是否具有自主呼吸、呼吸是否正常、胸廓有无起伏、两侧胸廓是否对称。查看呼吸频率、节律和深度以及皮肤颜色、颈静脉充盈情况、气管位置、软组织和胸骨完整程度等。听诊呼吸音是否存在或减弱，对于外伤患者应注意有无张力性气胸、连枷胸合并肺损伤及开放性气胸所造成的换气功能障碍。

如果患者没有呼吸或呼吸不正常，应立即给予辅助呼吸或进行气管插管。呼吸困难者，给予吸氧、球囊—面罩通气。

(3)循环功能：检查有无脉搏、每分钟脉搏次数、脉搏强弱、脉搏节律、出血情况、毛细血管充盈时间、皮肤颜色和温度，判断循环功能状况。血压可反映循环功能，但应注意血压有时不能反映早期微循环灌注不良状况。注意观察意识状态，当循环功能不良时，脑血流量灌注降低可导致意识改变。皮肤颜色、湿度和温度可帮助判断创伤患者的循环血量情况。大量失血时，患者可能出现面部和四肢呈灰白色或苍白色、皮肤湿冷等休克表现。

如果患者循环功能不良，应立即开放静脉通道，给予心电监护。如果患者大动脉搏动消失，应立即进行心肺复苏，包括给予基础生命支持和高级生命支持。如果患者出现休克，应查找原因，及时给予对症治疗，如止血、输液、输血、药物治疗等。如果患者体温过低，应根据具体情况决定是否给予保温或如何保温。

（4）神志状况：评估患者意识时，可应用“清、声、痛、否（AVPU法）”简单快速地评估其清醒程度。其中，“清（alert）”为清醒，“声（vocal）”是对语言刺激有反应，“痛（pain）”是对疼痛刺激有反应，“否（unresponsive）”意味着不清醒，或对任何刺激没有反应。如果患者有意识改变，应查看瞳孔大小和对光反射，或应用格拉斯哥昏迷量表评分，并须进一步评估患者的神志状况。

对于意识不清醒的患者，应密切观察病情变化，保持气道通畅，维持呼吸功能，做好各项检查准备。对于情绪不稳定者，应加强沟通和交流，耐心解答疑问，以缓解其紧张、焦虑及恐惧的心理，提高治疗配合度。

（5）暴露患者：评估时可移除患者的衣物以评估和识别任何潜在的疾病或损伤症状。注意给患者保暖和保护其隐私。

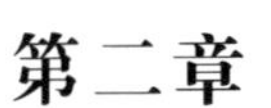

第二章 家庭常见急症的中医护理

第一节 家庭常见急症的一般护理

生命体征是体温、脉搏、呼吸和血压的总称。正常人生命体征在一定范围内相对稳定，变化很小且相互之间存在内在联系。认真、仔细地观察生命体征，对于识别疾病和判断疾病的严重程度非常重要。常见的检查方法如下。

一、体温的测量

测量体温的常规方法有口温法、腋温法、肛温法。测量前需检查体温计有无破损，将体温计的水银柱甩至35℃以下。

1. 口温法

将口表水银端斜放于舌下热窝（舌下热窝是口腔中温度最高的部位，在舌系带两侧，左右各一），闭口勿咬，用鼻呼吸，测量3分钟，正常值为36.3～37.2℃。该法测量前10分钟内禁饮热水和冰水。当患者不慎咬破体温计时，应及时清理玻璃碎屑，再口服蛋清或牛奶，以延缓汞的吸收。该法结果较为准确，但不能用于婴幼儿及神志不清者。

2. 腋温法

擦干腋窝汗液，将体温计水银端放于腋窝正中，嘱患者屈臂过胸，用上臂夹紧体温计，10 分钟后读数，正常值为 36.5~37℃。腋下有创伤、手术、炎症或腋下出汗较多者，以及肩关节受伤或消瘦、夹不紧体温计者禁忌腋温测量。

3. 肛温法

润滑肛表水银端，插入肛门 3~4 cm（婴儿 1.25 cm，幼儿 2.5 cm），测量 3 分钟，正常值为 36.5~37.7℃。该法测量准确但不方便，主要用于婴幼儿、昏迷者、精神异常者。直肠或肛门手术、腹泻者禁忌肛温测量。

二、脉搏的测量

正常成年人在安静状态下的脉搏次数为 60~100 次/分，儿童的脉搏次数为 80~120 次/分，婴儿的脉搏次数为 120~140 次/分。测量时须注意脉律、脉搏强弱等情况。具体测量方法如下。

（1）触摸桡动脉可检查成年人和儿童的脉搏，方法是将一手示指、中指、无名指并拢，末端指腹放在其腕横纹上方拇指一侧的凹陷处，可感觉到桡动脉搏动。

（2）触摸肱动脉可检查婴儿脉搏，方法是将一手示指、中指、无名指并拢，末端指腹放在其上臂内侧的中间并向肱骨按压，可感觉到肱动脉搏动。

（3）对于某些危重患者，需要触摸颈动脉检查其脉搏，方法是先摸到患者喉结（甲状软骨），再将两个手指尖放在一侧喉结和颈部肌肉(胸锁乳突肌)之间的凹陷处，可感觉到颈动脉搏动。

三、呼吸的测量

正常成年人的呼吸次数为16~20次/分，儿童的呼吸次数为20~30次/分，婴儿的呼吸次数为36~40次/分。测量时观察胸部或腹部起伏，每一次起伏为一次呼吸。观察时，注意呼吸的深浅，以及呼吸是否规律、是否费力。呼吸受意识控制，测量过程中不使被测量者察觉，以免紧张，影响测量的准确性。

四、血压的测量

血压计有水银血压计、无液血压计、电子血压计3种，家庭常用电子血压计。测量前休息5~10分钟，取仰卧位或坐位，手臂位置(肱动脉)与心脏呈同一水平。正常成年人的收缩压为90~139 mmHg①，舒张压为60~89 mmHg，脉压差(收缩压与舒张压之差)为30~40 mmHg。

第二节　哮喘发作

小李，38岁，5年前因装修新居接触油漆后感咽部不适，咳嗽不止，并伴有喘息，走路时感胸闷气急，夜间加重。经治疗后缓解，此后遇天气骤变，咳嗽气喘发作更加频繁。他来到医院就诊，医生诊断为哮喘，小李想要全面、具体地了解哮喘病，便咨询了护士小杏。

---

① 1 mmHg≈133. 32 Pa。

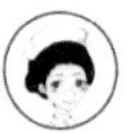

小杏答疑

小李：小杏，为什么哮喘在天气变冷和夜间时容易发作？

小杏：哮喘(全称为支气管哮喘)是一种慢性气道炎症疾病。典型症状有反复发作的喘息、气急、胸闷或咳嗽，在夜间和清晨发作的频率比较高，常与接触变应原、冷空气刺激以及病毒性上呼吸道感染有关。

小李：我爷爷有哮喘，哮喘是否有遗传性？

小杏：目前哮喘的发病机制尚未完全明了，受遗传因素和环境因素双重影响。哮喘多与基因遗传有关，发病有家族集聚现象，亲缘关系越近，患病率越高。环境因素为哮喘的诱发因素，如食入鱼、虾或吸入尘螨、宠物毛发、真菌等可能诱发哮喘发作。

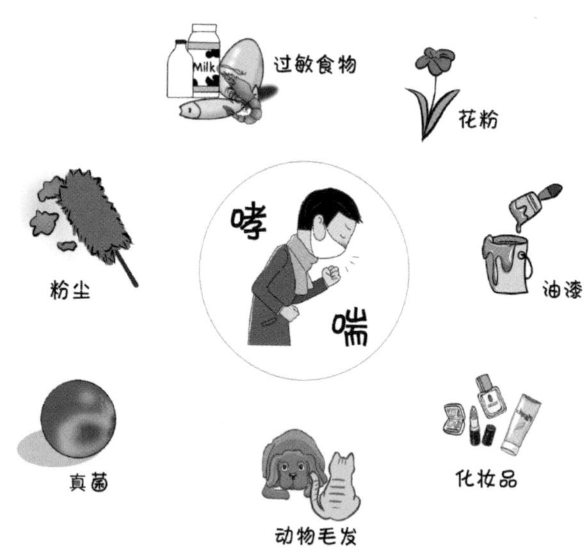

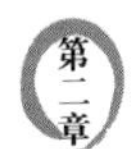

小李：哮喘可以完全治愈吗？

小杏：目前哮喘是无法被根治的，但可以得到控制。经过长期的规范化治疗和管理，80%以上的患者可以有效地控制哮喘的发作，能进行日常工作和学习。

小李：哮喘发作会危及生命吗？

小杏：请不用过分担心这个问题。其实哮喘只有在急性发作时才有可能造成生命危险，多与哮喘长期控制不佳，发作时治疗不及时有关，所以要学会识别哮喘发作的先兆表现和病情加重的征象。

小李：哮喘发作的先兆表现和病情加重的征象有哪些？

小杏：哮喘发作的先兆表现有鼻咽痒、打喷嚏、流涕、眼痒等黏膜过敏症状。哮喘严重时通常有以下表现：休息时感气短，端坐呼吸，两次呼吸之间无法说出完整的句子，焦虑和烦躁，呼吸频率增快，大汗淋漓。

小李：如果我哮喘急性发作了，旁边的人该怎么做才能帮助我呢？

小杏：遇到哮喘患者急性发作时，必须首先拨打120电话，并确保患者处于安全、空气流通的地方。如果患者意识清楚，帮助患者保持舒适的姿势，并安慰患者，协助其使用随身携带的吸入剂；如果患者意识不清楚，轻轻抬起患者下巴，开放气道；出现心跳、呼吸停止时，须立即行心肺复苏。

小李：我在日常生活中还有什么需要注意的吗？

小杏：坚持长期规范的药物治疗，有效控制各种诱发因素，如避免摄入引起过敏的食物；避免强烈的精神刺激和剧烈运动；避免持续的喊叫等过度换气动作；不养宠物；避免接触刺激性气体及预防呼吸道感染；外出时戴围巾或口罩，避免冷空气刺激。在缓解期，应加强体育锻炼、耐寒锻炼及耐力训练，以增强体质。学会自行监测病情变化，坚持记哮喘日记，随身携带药物，掌握药物的使用方法。

小李：我比较相信中医，中医在预防与缓解哮喘发作方面有没有一些特别的方法呢？

小杏：中医当然也有预防和缓解哮喘发作的方法，下面我给您介绍几种简单、方便的中医特色技术。

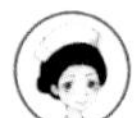

小杏支招

妙招一：穴位按摩

【操作方法】取迎香、内关、三阴交等穴位，每日每穴顺时针按揉1~2分钟，手法先由轻到重，由浅到深，再由重到轻，由深到浅。

【穴位定位】

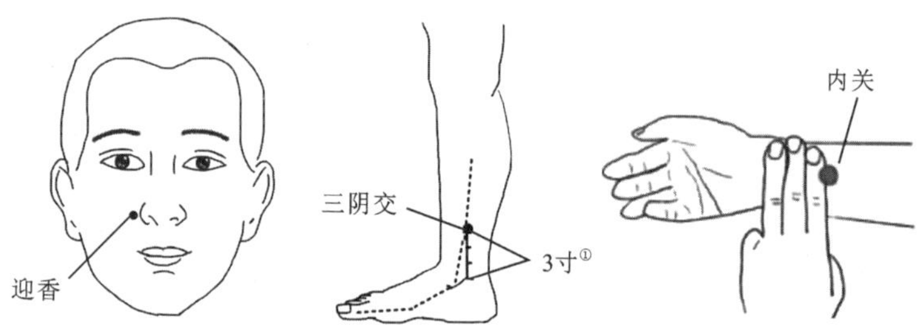

① 1寸≈3.33厘米。

妙招二：足底按摩

【操作方法】取涌泉穴，按摩前先用热水泡脚，保持足部微热状态；取自然坐姿，可盘腿或跷二郎腿，方便手指按摩脚掌即可；用拇指指腹顺时针按揉涌泉穴，时间为 3~5 分钟，力度以微酸痛为佳；用指腹从足跟向前推向涌泉穴，从慢到快，从轻到重，直至发热；用小鱼际肌反复摩擦涌泉穴，用力宜轻，速度宜快，以足心透热为佳；手握空拳，轻轻敲打涌泉穴 100 次。

【穴位定位】

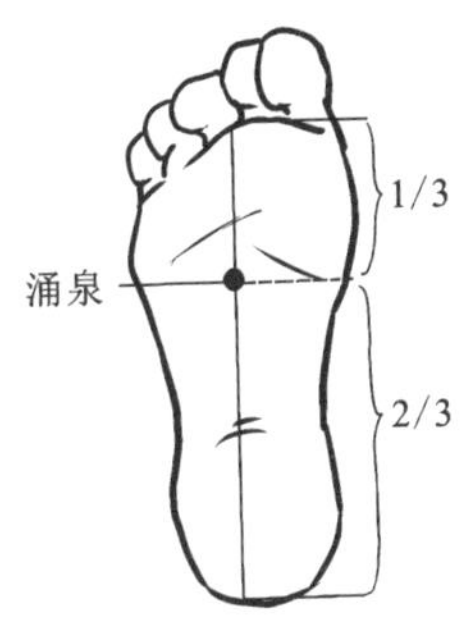

【操作图解】

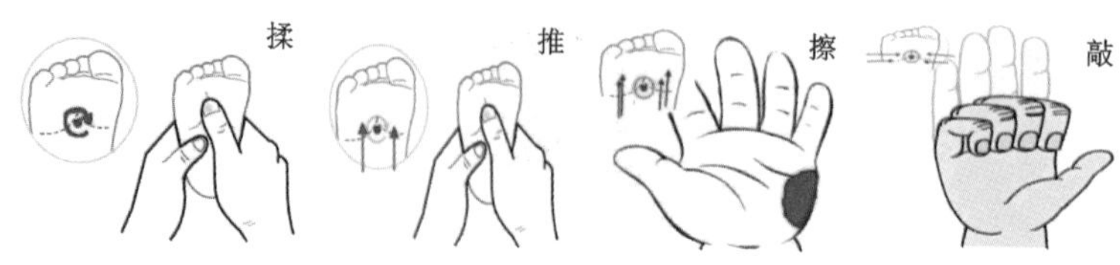

妙招三：叩齿、搓耳保健

【操作方法】每日起床后、睡觉前叩齿36次，同时将口水咽下。叩齿时可用双手指有节律地搓双侧耳孔，并提拉双侧耳郭直到发热。

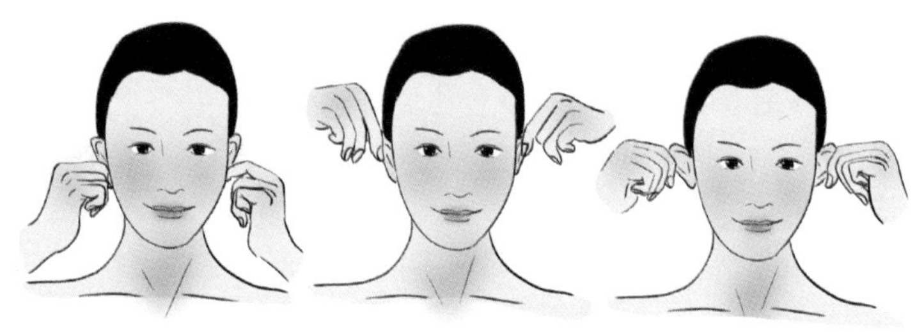

妙招四：穴位贴敷

【操作方法】取白芥子、细辛、甘遂、延胡索等药粉适量（按照一定比例配置），用姜汁调成糊状，制成药饼，如蚕豆大小，敷于穴位上，用胶布固定，贴敷30~60分钟，以局部有红晕微痛为度。在三伏期间贴敷，适宜于哮喘缓解期，连续3年为1个疗程。

主要选穴有：天突、膻中、肺俞、定喘穴。

【穴位定位】

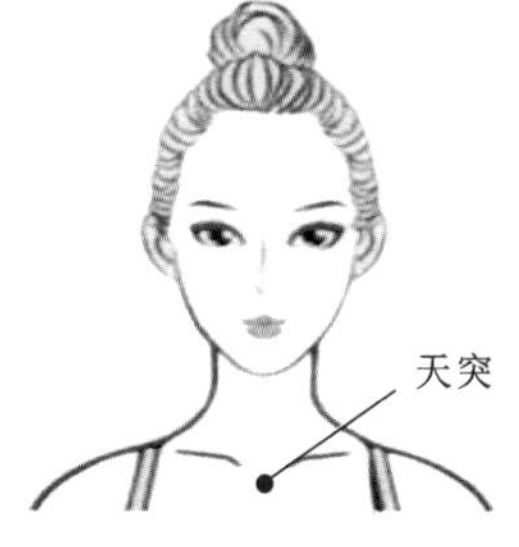

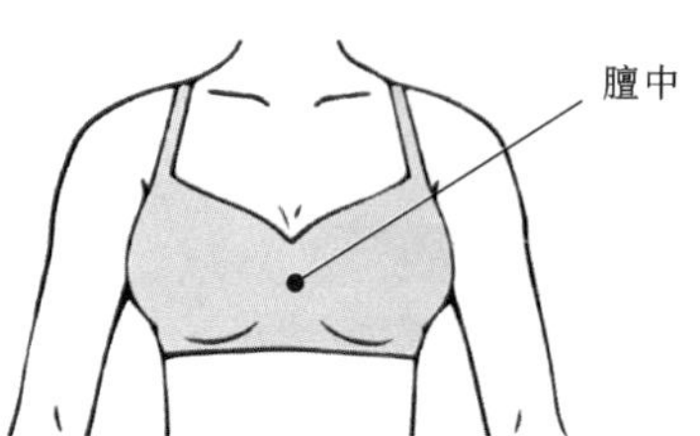

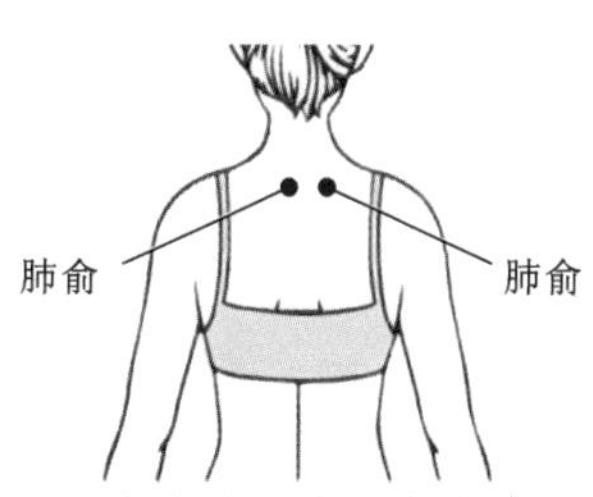

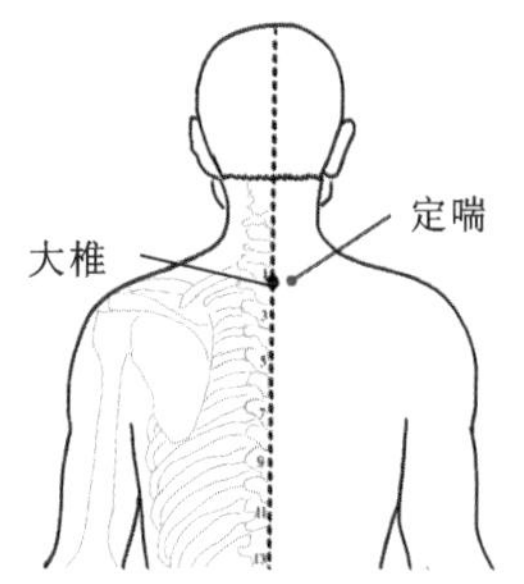

小杏食谱

1. 石斛补肺汤

【原　　料】石斛 10 克，百合 10 克，沙参 10 克，无花果 10 克，西洋参 5 克，莲子 10 克，山药 50 克，生姜 2 片，水 4 碗，猪肉/鸡肉适量(二选一)，食盐适量。

【制　　作】电炖锅中倒入 4 碗水，加入以上原料，炖煮 2 小时后加入少许食盐即可。

【用　　法】分数次服用。

【功　　效】补中益气，清肺平喘。

2. 珠玉二宝粥

【原　　料】山药、薏苡仁各 60 克，柿霜饼 24 克，水适量。

【制　　作】先将山药、薏苡仁捣烂，煮至烂熟，再将柿霜饼切碎，加入锅中共煮 15 分钟。

【用　　法】分数次服用。

【功　　效】健脾益肺。

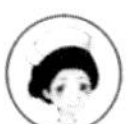

小杏叮嘱

(1) 因患者年龄和症状不同，三伏贴所选穴位也不相同，故建议去正规医院进行贴敷治疗。

(2) 中医将哮喘分为多种证型，不同证型用药剂量、服药方法和取穴位置均有不同，因此建议寻找专业医生诊治。

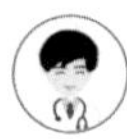

专家提醒

哮喘患者的宣教与管理是提高疗效、减少复发、提高患者生活质量的重要措施。为每位初诊哮喘患者制订长期防治计划，使患者在医生和专科护士指导下学会自我管理是非常重要的，包括了解哮喘的诱发因素，熟悉哮喘发作的先兆表现及相应的处理办法，学会在家中自行监测病情变化并进行评定，学会哮喘发作时简单的自我紧急处理方法，掌握正确的药物吸入技术。

第三节　高热

早晨，妈妈准备送牛牛上幼儿园，发现他不想吃东西，无精打采，老想睡觉，小脸蛋红红的，妈妈伸手一摸，额头滚烫，于是赶紧抱着牛牛去医院就诊。

经检查，牛牛是感冒发热，测量体温为 39.6℃，喂服退热药后，牛牛开始出汗，体温慢慢下降。

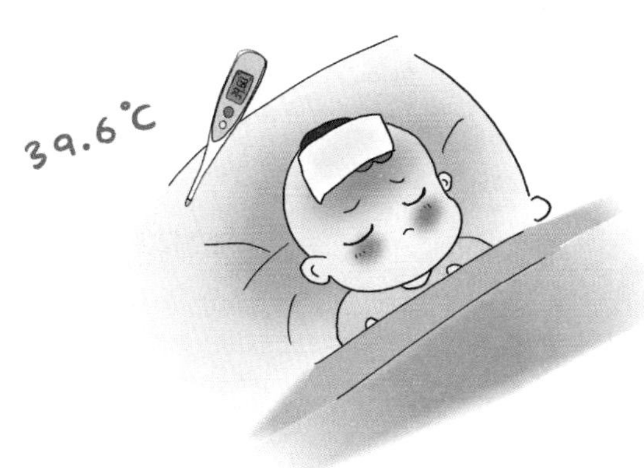

小杏答疑

牛牛妈妈：我家牛牛这么高的体温，对智力有影响吗？

小杏：儿童高热大部分属于普通内源性感染，体温很少超过 41℃，这类发热并不会造成脑细胞损坏，也不会影响智力。而脑炎、脑膜炎、败血症及中暑发生超高热时，体温接近 42℃，会导致脑细胞蛋白质发生不可逆的高温变性，脑功能受损，影响智力。

牛牛妈妈：我听说有些小朋友在高热时还会抽搐，这是怎么回事呢？

小杏：这在医学上称之为高热惊厥，一般 6 个月至 3 岁小儿为高发人群，主要与小儿神经系统发育尚不成熟、大脑皮质下中枢神经的兴奋性比较高有关，表现为体温升至 39℃以上，突然发生全身抽搐，伴意识短暂丧失，持续几分钟，发作后很快清醒等。

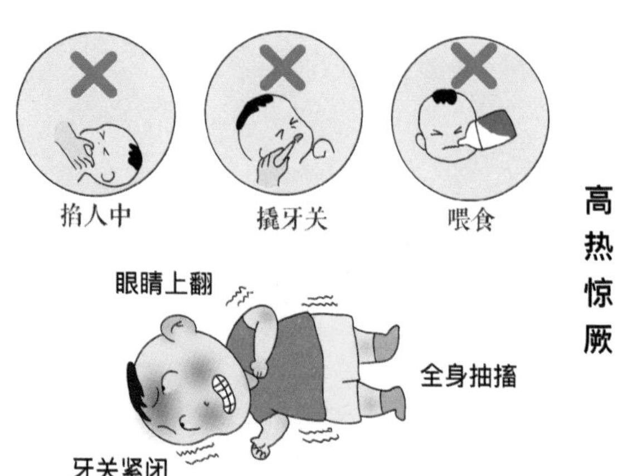

牛牛妈妈：小孩高热时，有哪些好的办法呢？

小杏：好的，我会教您一些简单的中医护理方法，在家也可以操作。

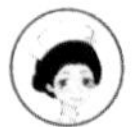

小杏支招

妙招一：小儿推拿

【操作方法】

（1）平肝清肺：用示指和中指的指腹，沿着小儿左手示指和无名指的指腹面，从指根推向指尖。

（2）推六腑：用左手握住小儿腕关节，右手拇指或并拢的示指、中指指腹在前臂尺侧，从肘横纹推至腕横纹，一般推 100～500 次。

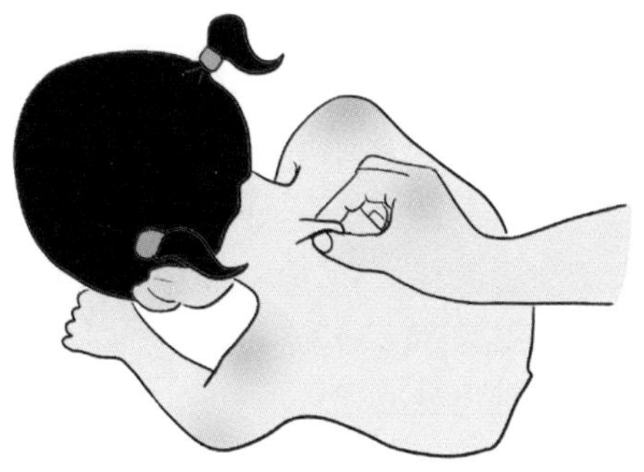

妙招二：放血疗法

【操作方法】 取耳尖穴，用75%的乙醇消毒穴位及周围皮肤，右手持针，对准穴位刺入1毫米，随即将针迅速退出，从近心端向远心端轻轻挤压穴位周围皮肤，使其自然出血，然后用乙醇棉球吸取血滴，每次3~5滴，每日1次，中病即止。

【穴位定位】 耳尖穴：在耳郭向前对折的上部尖端处，即耳轮6、7区交界处。

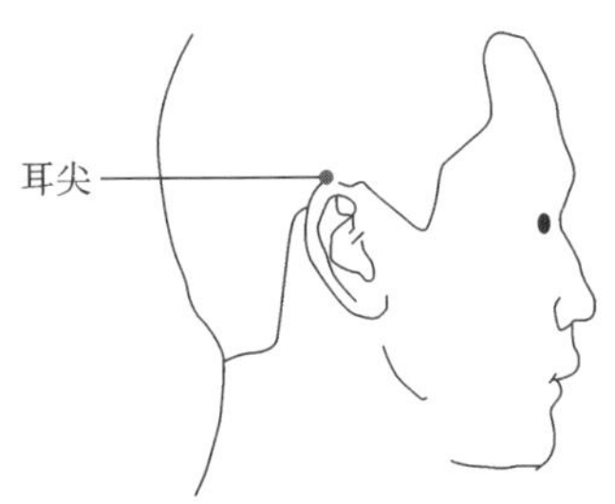

【注意事项】 严格消毒，防止感染；治疗部位皮肤有皮疹、皮损时或者患者有血小板减少症、白血病、再生障碍性贫血等血

液性疾病，均不宜采用放血疗法。

妙招三：中药洗浴

【操作方法】 将中药（艾叶 20 克、荆芥 20 克、青蒿 20 克、川芎 20 克、路路通 20 克、醋柴胡 20 克、薄荷 10 克）放入锅中，加水适量，武火煮沸后再文火熬 10~15 分钟，将药液加入浴盆，加水浸没至胸部，水温为 34~36℃，浸浴 10~15 分钟，泡澡后立即更换干爽的衣服，避免受凉感冒。

【注意事项】 中药洗浴适宜于体温在 39.5℃以下的发热患者，如果患者有精神差、嗜睡或高热惊厥，则应立即送往医院救治。

妙招四：中药足浴

【操作方法】 将中药（桂枝 20 克、荆芥 10 克、羌活 10 克、紫苏叶 10 克、醋柴胡 10 克、细辛 6 克）放入锅中，加适量水，武火煮沸后再文火熬 10~15 分钟，将药液加入足浴盆，调整水温至 38~42℃，双脚放入盆内，使水面略高于踝部，同时按摩涌泉穴，时间为 20~30 分钟。

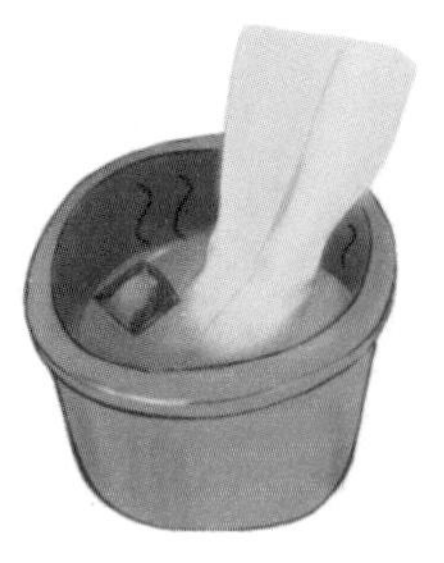

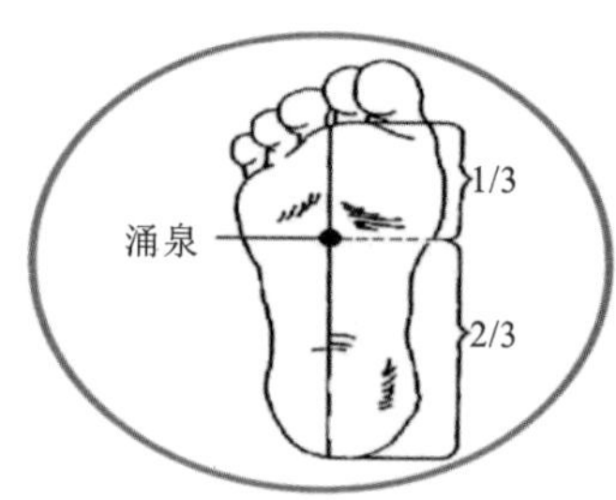

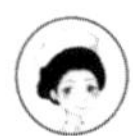

小杏食谱

1. 梨粥

【原　料】鸭梨3个，粳米100克。

【制　作】将鸭梨洗净、切碎后放入锅中，加清水煮半小时，捞去梨渣，再加入淘洗干净的粳米，继续煮至粥成。

【用　法】分顿食用。

【功　效】清热除烦，止咳化痰。适宜于小儿风热、肺热咳嗽者。

2. 西瓜汁

【原　料】西瓜500克。

【制　作】将西瓜瓤榨汁。

【用　法】当饮品食用。

【功　效】清热，祛暑。适宜于外感高热、口渴、烦躁者。

3. 桑菊薄荷饮

【原　料】桑叶10克，菊花10克，苦竹叶30克，白茅根30克，薄荷6克。

【制　作】将上述原料洗净，放入茶壶内，用沸水冲泡、温浸30分钟。

【用　法】代茶饮。

【功　效】清热，防暑。适宜于外感或内热所致的目赤、头痛、发热、喉痛等患者。

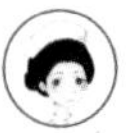

小杏叮嘱

小杏：护理高热患者时，我们还需要注意以下几点。

(1)使用冰袋进行物理降温时，要经常更换位置，特别是老年人和小孩，应避免在心前区、枕后、耳郭、足底、阴囊、腹部等部位进行冰袋物理降温，防止发生冻伤。

(2)复测体温应在物理降温30分钟后测量。

(3)对于有高热惊厥史的儿童，家中应常备退热药和体温计，一旦体温达到39℃及以上，须口服退热药，以防高热引起抽搐。

(4)高热常见于体质较差的小儿，平日要加强体育锻炼，增强免疫力。避免去人多拥挤、通风不畅的公共场所。

(5)营养均衡，补充水分，保持大便通畅。

(6)密切观察病情，经过以上治疗和护理体温仍未降低者，须及时去医院就诊。

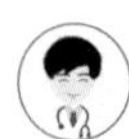

专家提醒

小儿高热的病因以急性上呼吸道感染最为常见，如为细菌感染则选用有效抗生素治疗，普通感冒目前无特异性抗病毒药物，多采用中药治疗，发生高热惊厥时须及时送往医院救治。

第四节　急性胸痛

周末，夏爷爷在家做清洁卫生，突然感到胸口一阵闷痛，出冷汗，放射到左侧肩部、小指、后背等区域，因既往有冠心病史，他便立刻停下来，拿出备用的硝酸甘油片含服于舌下，坐在沙发上休息，3分钟后症状缓解。夏爷爷的儿子不放心，还是带夏爷爷去了医院。

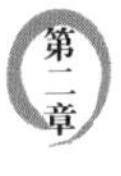

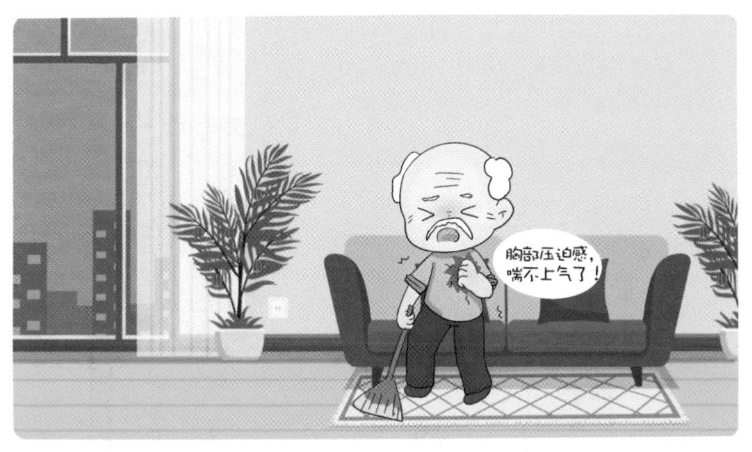

小杏答疑

小夏：我父亲发生胸痛是因为太累了吗？

小杏：您父亲出现了心绞痛，是在冠状动脉狭窄的基础上，由于心肌负荷的增加而引起心肌急剧的、暂时的缺血与缺氧的临床综合征。心绞痛以阵发性心前区压榨性疼痛为主要表现，常伴有反射性疼痛，如左侧肩部、背部或者手指，患者会感到胸口一阵阵发闷或发紧。引发胸痛的诱因有很多，如劳累、激动、便秘、寒冷、饱餐、吸烟等，使心脏负荷增加，心肌耗氧量增加时对血液需求增加，而冠状动脉的供血已不能相应增加，即可引起心绞痛。

小夏：我父亲的处理正确吗？如果没有缓解，是不是继续服药就可以了？

小杏：爷爷的处理是正确的，心绞痛发作时宜选用作用较快的硝酸酯制剂。一般可选择硝酸甘油或者硝酸异山梨酯。硝酸甘油连续使用不能超过 3 次，每次至少间隔 5 分钟；硝酸异山梨酯可用5~10毫克，舌下含服，切勿吞咽，以免影响疗效。除立即服药外，还应及时就医，避免因病情进一步发展延误治疗。另外，如果服药后仍未缓解，疼痛加剧，伴有烦躁、气促、面色苍白、大汗淋漓，应立即就医，选择有条件的医院就诊，避免发生急性心肌梗死。

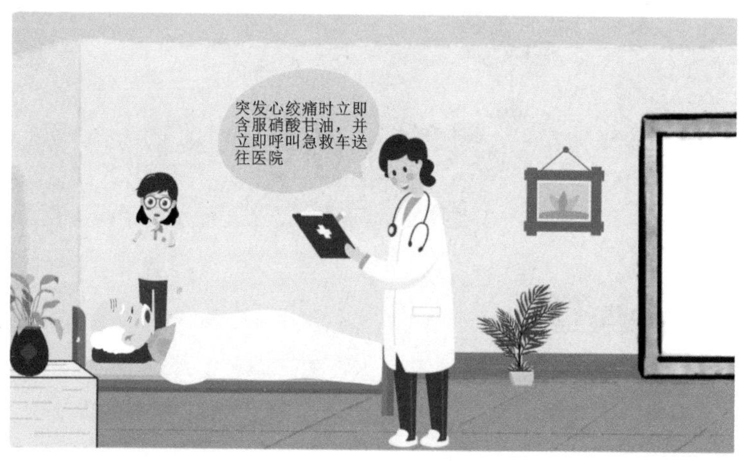

小杏支招

妙招一：紧急处理

(1)立即停止活动，就近休息，以半坐卧位为宜。

(2)首选舌下含服硝酸甘油或硝酸异山梨酯。

(3)给予安慰，解除紧张不安情绪，以减少心肌耗氧量。

妙招二：穴位贴敷

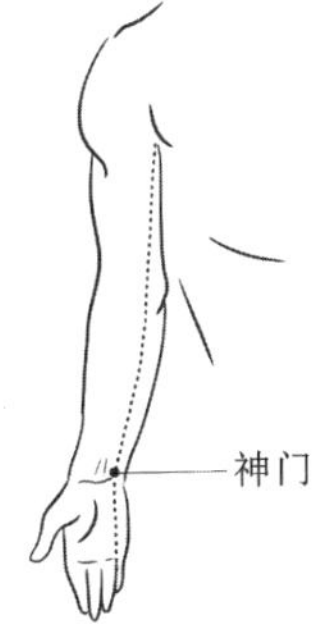

【操作方法】以冰片、乳香、没药、檀香、延胡索、川芎等为贴敷用药，研磨成粉，用醋调成糊状敷于穴位上，如心俞、膻中、足三里、内关穴以行气止痛；如有心悸、气短，可以选取神门、关元、气海、膻中、足三里、太溪、复溜等穴位。

妙招三：耳穴贴压

【操作方法】用75%的乙醇消毒耳郭皮肤，清除多余油脂，用小方块胶布将所需的药籽或菜籽固定于耳部穴位上，揉按1~2分钟。胸闷、胸痛者，选取心、神门、交感、内分泌、肾等穴位；心悸、气短者，选取心、肺、肾、神门、皮质下等穴位。取穴每次以5~7个穴位为宜，每日按压3~5次，使耳穴处产生胀、酸、麻等刺激感应；隔3天更换1次，如有污染及时更换。

【穴位定位】

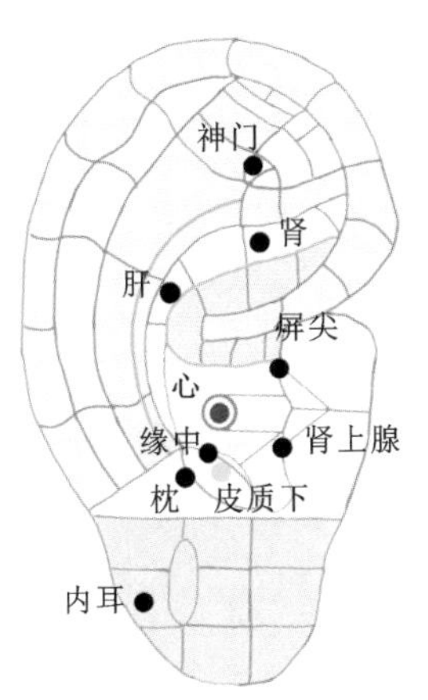

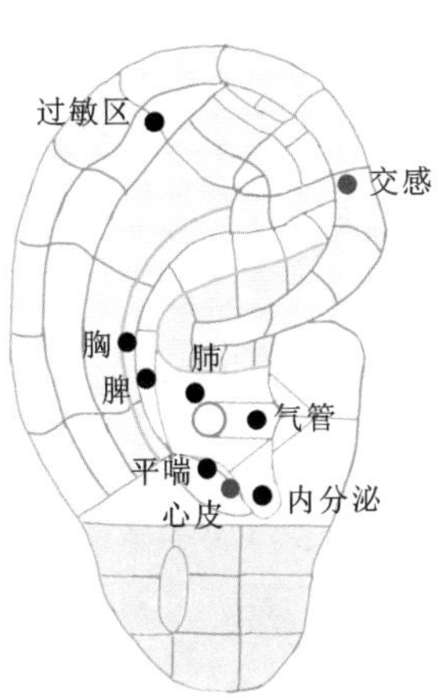

妙招四：中药浴足

【操作方法】选用红花、当归、川芎、薄荷、艾叶等药物适量，加水熬煮，去渣取汁，睡前浴足，水温以40℃为宜。

【注意事项】每次浴足30分钟；合并糖尿病的患者应注意水温不可超过38℃，浸泡时间不可超过20分钟，浴足后须自查双足，以免烫伤。

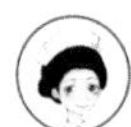

小杏食谱

1. 山楂饮

【原　　料】山楂60克，白糖15克。

【制　　作】将山楂洗净，放入锅中，加水适量，用武火烧沸，继用文火熬30分钟，滤渣取汁，加白糖调味。

【用　　法】每日服1剂，分4次服用。

【功　　效】山楂酸甘，微温，入足太阴脾经、足厥阴肝经，可活血化瘀、健胃消食。

【注意事项】糖尿病患者慎用。

2. 参芪粥

【原　　料】党参30克，黄芪50克，粳米100克，白糖适量。

【制　　作】先将党参、黄芪煎水去渣，加入粳米煮粥。

【用　　法】分顿调白糖食用。

【功　　效】党参补中益气，黄芪补气益精，二者熬粥可补益心气。适宜于心胸隐痛、气短、倦怠乏力等患者。

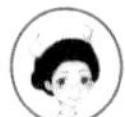

小杏叮嘱

（1）养成健康的生活方式，起居有常，饮食有节，顺应四时变

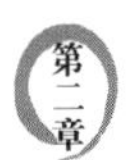

化，戒烟戒酒，调整心态。

(2)遵医嘱服药，不可擅自调整药物的剂量或者停用药物，外出时随身携带硝酸甘油以备急需。硝酸甘油存放于干燥处，药瓶开封后每 3 个月更换 1 次，以免潮解失效。

(3)冠心病患者需要以预防为主，纠正不良的生活习惯，定期体检，学习自救知识和技能。

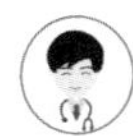

专家提醒

胸痛发作时应立即停止活动或舌下含服硝酸甘油，如连续含服硝酸甘油 3 次仍不缓解，或心绞痛发作比以往频繁，程度加重，疼痛时间延长，应及时就医。

第五节　癫痫发作

数学课上，小明突然眼睛上翻、牙关紧闭、口吐白沫，倒在地上四肢不停地抽搐。李老师赶紧拨打 120 电话，将小明送到医院，经过检查，小明被确诊为癫痫。李老师向护士小杏进行咨询。

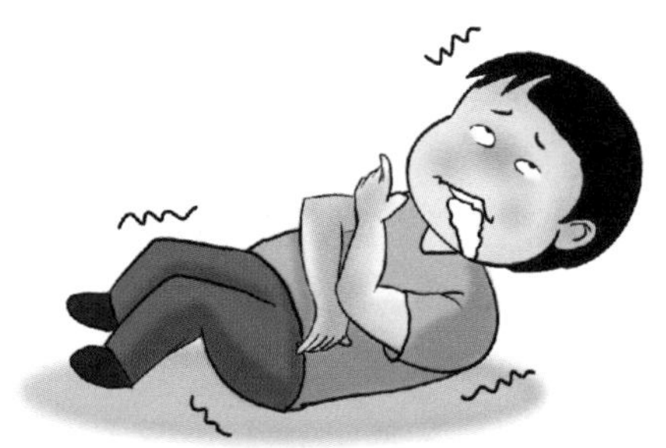

癫痫发作

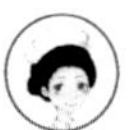

小杏答疑

李老师：小明眼睛上翻、牙关紧闭、口吐白沫、四肢抽搐，这是癫痫发作吗？

小杏：是的，这是癫痫发作。癫痫发作的临床表现多种多样，常见的癫痫发作的临床表现如下。

（1）肢体抽动，突然跌倒、意识丧失、双眼上翻、口吐白沫。

（2）突然发愣，出现幻觉（幻听、幻视、幻嗅）。

（3）自主神经性发作，包括上腹部不适、呕吐、面色苍白、面色潮红、尿失禁等。

（4）精神性发作，表现为行为异常、情感障碍和记忆障碍等。

李老师：哦，原来是这样，如果癫痫发作，在现场要怎样处理呢？

小杏：癫痫发作时，患者意识丧失，救助者应立即将患者缓慢置于头低侧卧位或平卧位，头偏向一侧，松开领带和衣扣，解开腰带；取下活动性义齿，及时清除口腔和鼻腔分泌物，切忌用力按压患者抽搐的肢体，以防骨折或脱臼；将纱布、手绢、小布卷等置于患者口腔一侧上下臼齿之间，防止舌、口唇和颊部咬伤；用棉垫或软垫对跌倒时易擦伤的关节加以保护。

发作间歇期安全护理：给患者创造安全、安静的休养环境，保持室内光线柔和、无刺激；床两侧均安装带床档套的床档；床旁桌上不放置热水瓶、玻璃杯等物品。对于有癫痫发作史并有外伤史的患者，在病室内显著位置放置“谨防跌倒、小心舌咬伤”的警示牌，随时提醒患者、亲属及医护人员做好防止发生意外的准备。

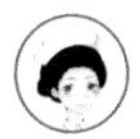

小杏支招

妙招一：饮食调护

建立饮食调护档案，明确记录患者的饮食宜忌，清淡饮食，少食多餐，多食青菜、山药、薏苡仁、赤小豆、绿豆及小米等。戒烟酒，避免摄入浓茶、咖啡等刺激性饮品和辛辣燥热的食物。痰热内蕴型患者应多摄入养阴安神、滋阴润燥的食物，在煮粥时可加入百合、生地黄、莲子一同煮熟；脾虚湿盛型患者多食用黑豆、薏苡仁、山药等，多摄入富含维生素的水果、蔬菜等。

妙招二：精神调护

参加有益身心的文娱活动与健身活动，如下棋、散步、书法等。通过看小品，听相声及欢乐、节奏明快、旋律流畅的音乐，如中医五行音乐《紫竹调》《月牙五更》《花好月圆》《十面埋伏》等刺激大脑皮质，提高神经兴奋性，改善并活跃情绪。保持健康的作息习惯，劳逸结合，避免劳累。

妙招三：穴位按摩

【操作方法】选取太阳、百会、风池穴，每日早上、晚上各按摩 2 次。

(1) 太阳穴：用双手拇指指腹按揉双侧太阳穴，顺时针旋转，1 周为 1 拍，约做 32 拍。

(2) 百会穴：用手掌紧贴百会穴顺时针旋转，1 周为 1 拍，约做 32 拍。

(3) 风池穴：以双手拇指指腹按揉双侧风池穴，顺时针旋转，1 周为 1 拍，约做 32 拍。

【穴位定位】

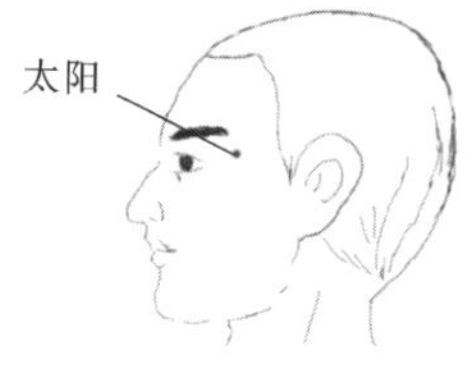

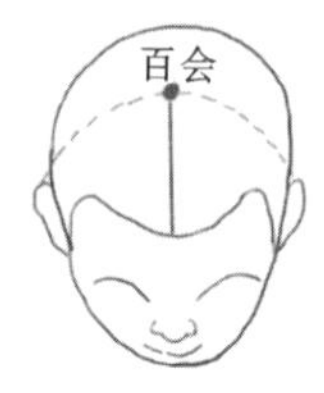

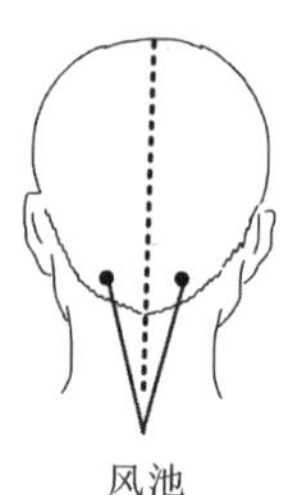

妙招四：运动指导

【操作方法】每日可进行八段锦、太极拳练习，坚持 20 分钟以上。

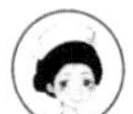
小杏叮嘱

小杏：癫痫发作现场的两大处置原则是确保气道开放和防止受伤。约 90%的癫痫发作可以在 5 分钟之内自行缓解，因此周围的人须保持冷静，在保护患者不受伤的情况下，让患者安静地抽动即可。大家需要记住“三不”“二保护”。“三不”：不要强行约束患者，不要强行按住患者，不要强行塞物。“二保护”：保护患者的头部以及身体的安全，保持患者呼吸道的畅通。

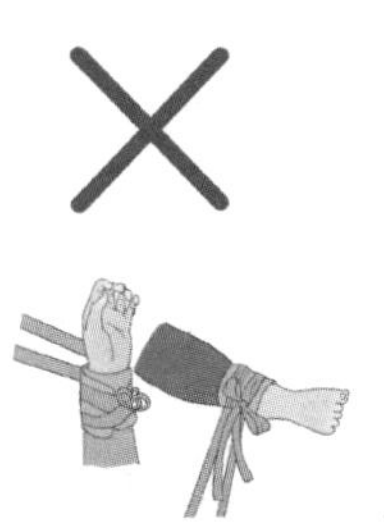

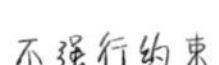
不强行约束

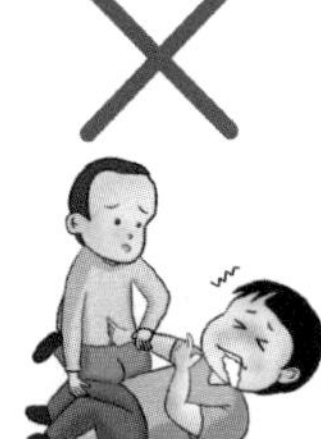
不强行按住

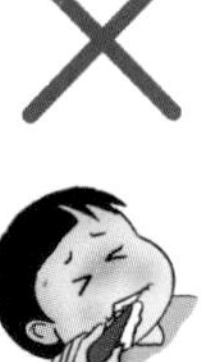
不强行塞物

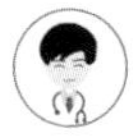

专家提醒

(1)癫痫患者要遵医嘱坚持长期、规律用药，切忌突然停药、减药、漏服药及自行换药，坚持定期复查。患者外出时随身携带写有姓名、年龄、所患疾病、住址、家人联系方式的信息卡。在病情未得到良好控制时，室外活动或外出就诊时应有亲属陪伴，佩戴安全帽。患者不应从事攀高、游泳、驾驶等工作。

(2)癫痫患者应避免劳累、睡眠不足、饥饿、饮酒、便秘、情绪激动、强光刺激、惊吓等诱发因素。

第六节　脑卒中

李叔因为一件小事和儿子小李吵架。突然，李叔说不出话来，昏倒在地，口角流涎。小李被吓住了，赶紧拨打 120 电话送到医院，李叔被诊断为脑出血，并得到及时的治疗。

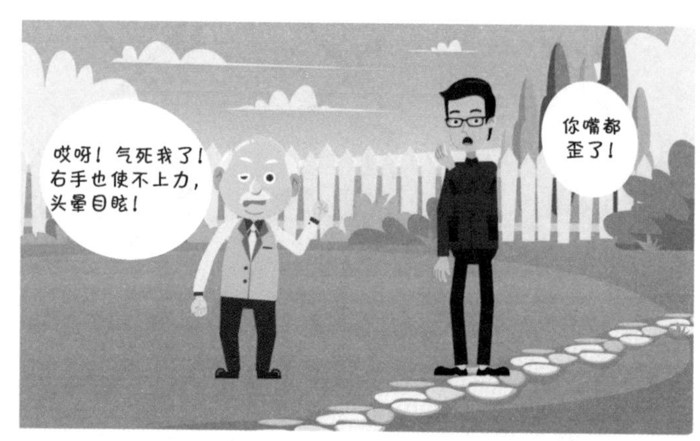

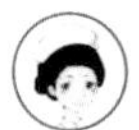

小杏答疑

小李：小杏，我父亲这是怎么了？

小杏：你父亲由于脑血管破裂，发生了脑出血，又名脑卒中、中风。中风的发病原因有很多，研究显示，有高血压、高血糖、高血脂等病史的患者中风发病率比较高。你父亲血压偏高，平时一定要嘱咐他注意休息，避免情绪激动，不酗酒、吸烟，不过度劳累等。

小李：好，我知道了。我真不应该惹父亲生气，现在我爸爸才 40 多岁，怎么也想不到会这样。

小杏：你不要太自责了，以后好好照顾你父亲。据统计，中风发病急且日趋年轻化。识别中风先兆和早期急救是至关重要的。

小李：如何识别中风先兆呢？

小杏：目前，识别卒中早期症状的方法可以牢记由中国卒中学会提出的“BE FAST”口诀，也就是“要快”。

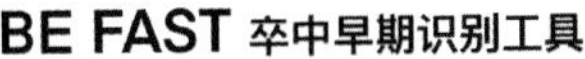

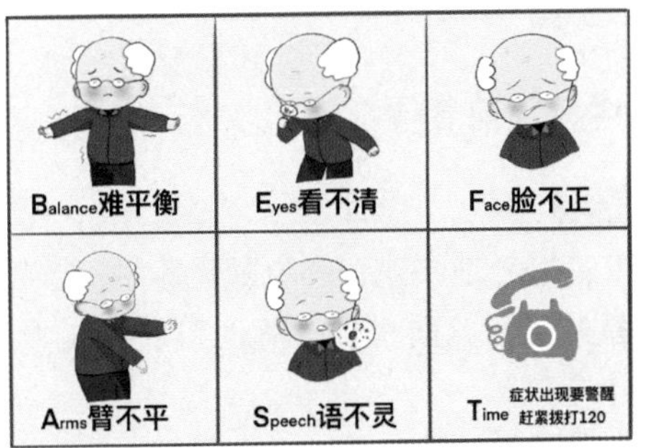

(1)"B"(Balance):突发的平衡或协调能力丧失。患者常常觉得走路不稳,向身体一侧偏斜;或者做精细动作时变得比平时笨拙。

(2)"E"(Eyes):突发的视物困难。与脑卒中有关的视物困难常常表现为复视,即看东西一个变两个,多伴随眼球向某个方向运动受限;也会表现为偏盲,即整个视野的左侧或右侧一半突然缺失;还会表现为双眼向一侧凝视、一侧眼皮突然睁不开。

(3)"F"(Face):突发的面部不对称。正对患者,观察患者两侧的鼻唇沟是否对称,有没有一侧变浅;再让患者咧嘴笑或者龇牙,观察是不是有一侧口角歪斜(自行判断时照镜子)。

(4)"A"(Arms):突发的手臂无力感或麻木感,通常出现在身体一侧。让患者将两侧手臂平举,看是否能举到相同的高度;如果可以,就进一步观察两侧手臂平举是否能坚持10秒。此外,家属还可以观察患者行走时有无拖步,或者不能独立行走。

(5)"S"(Speech):突发的言语或者构音障碍。让患者试着说一句完整话、背一段家庭住址、电话号码,观察能否按逻辑正确表达、有无口齿不清或说话困难。

(6)"T"(Time):如果短时间内出现上述症状的任何一种,提示很可能发生脑卒中,请您立即拨打急救电话。同时,要求家属或者目击者牢记患者的发病时间,应精确到几时几分。

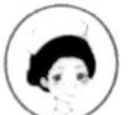

小杏支招

妙招一：中风院前急救

【操作方法】

（1）帮助患者轻轻地平躺，避免随意搬动、摇晃。

（2）将患者头轻轻偏向一侧，清理口腔中的呕吐物，如有假牙要取出，防止窒息。

（3）解开患者衣领，开窗通风。

（4）取出冰块，用毛巾包裹后放在额头上，低温保护大脑。

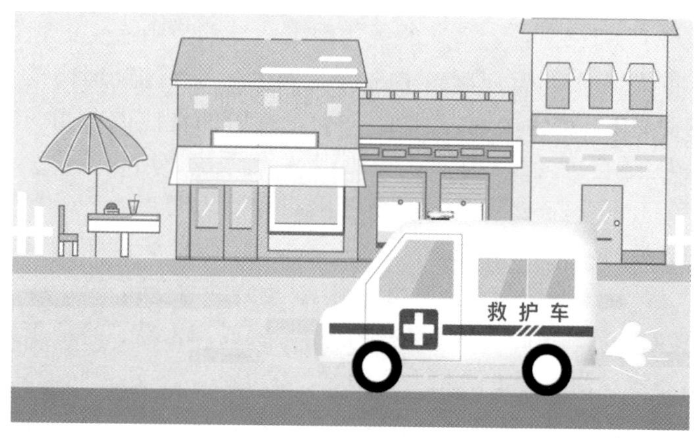

妙招二：十宣放血

【操作方法】迅速准备乙醇、棉签、针（注射针、毫针等），用乙醇消毒患者十个手指尖，用针依次快速刺破患者手指尖，用手挤压手指指尖，每个手指挤压出 1~3 滴血，然后用棉签按压针孔止血。

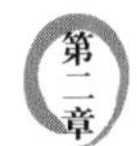

【穴位定位】十宣穴位于十个手指尖端，距离指甲游离端0.1寸处。

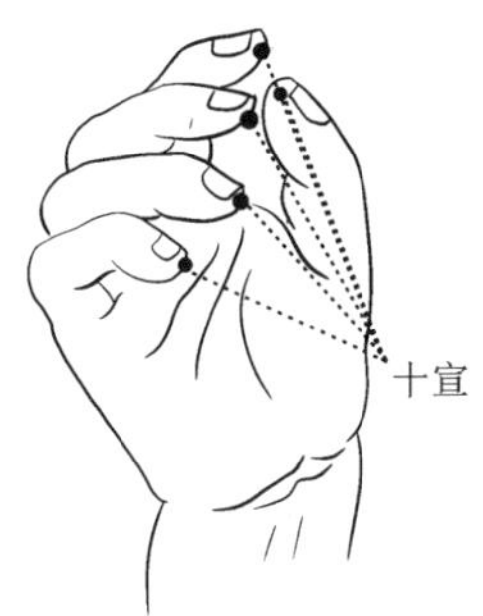

【功　　效】开窍醒神。

妙招三：穴位按摩

【操作方法】用拇指和示指按压合谷、太冲、太溪穴，按压几秒后松开，然后再按压，再松开；或持续顺时针按摩。

【穴位定位】

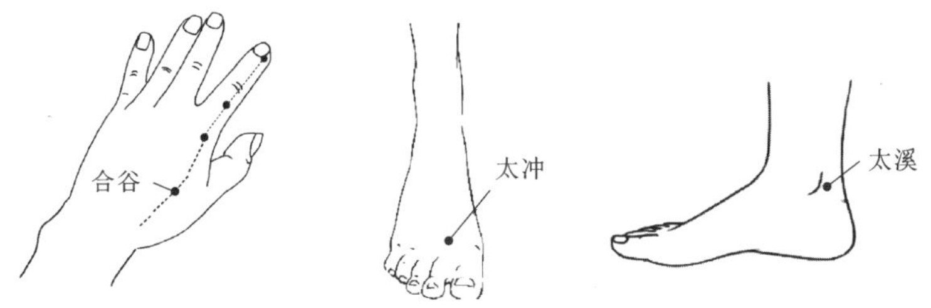

【功　　效】按压合谷穴可治疗口眼歪斜、半身不遂，按压太冲穴和太溪穴可清热平肝。

小杏食谱

1. 人参枸杞粳米粥

【原　　料】粳米100克，人参2克，枸杞子10克，天麻5克，大枣7枚，冰糖适量。

【制　　作】将人参研成细末，大枣去核，与枸杞子、天麻、粳米一起放入锅中，倒入适量清水，煮粥，熟后将天麻夹出，放入冰糖，溶化后即可服用。

【用　　法】早晚食用。

【功　　效】益气温中，息风化痰。适宜于各类脑血管疾病患者。

2. 健脑粥

【原　　料】粳米100克，核桃仁25克，百合20克，黑芝麻20克。

【制　　作】将上述原料放入锅中，加水适量，煮粥。

【用　　法】每日3次，每次适量。

【功　　效】补肾益脑。适宜于高脂血症患者。

3. 鸡汁粥

【原　　料】母鸡1只，粳米100克。

【制　　作】将母鸡剖洗干净，炖汤，将鸡汤与淘洗干净的粳米一同入锅，先用旺火煮沸，再改用小火煮至粥稠。

【用　　法】温热服用，早晚各1次。

【功　　效】益气健脾补血。适宜于中风后消瘦、肢体偏枯者。

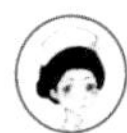

小杏叮嘱

小杏：预防脑卒中发生或防止复发非常重要。

(1)正确服用降压药物，维持血压稳定。学会测量血压的方法。

(2)养成健康的生活习惯，作息规律，保证充足的睡眠、戒烟戒酒、适量运动，避免过度劳累和突然用力；饮食宜低盐、低脂、高蛋白、富含维生素，保持大便通畅。

(3)保持良好的心情，避免狂喜、暴怒、惊恐等过激情绪。

(4)定期体检，以便早期发现脑卒中的危险因素，对各种危险因素及时给予干预，达到预防脑卒中的目的。

(5)识别疾病早期表现，发现血压异常波动或无诱因的剧烈头痛、头晕、肢体麻木、乏力或语言交流困难等症状时，应及时就医。

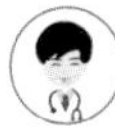

专家提醒

研究表明，对脑卒中的危险因素进行早期干预，可显著降低脑卒中的发病风险。高血压是各类型脑卒中最重要的独立的危险因素，控制血压于正常范围可显著降低脑卒中的发病率。同时要防治心脏病、糖尿病，戒烟限酒，控制体重，定期体检。

第七节　糖尿病急症

清晨，李阿姨在公园进行锻炼，运动过程中突然感到头晕、心慌、乏力，最后瘫软在地，同伴立即拨打急救电话送往医院。

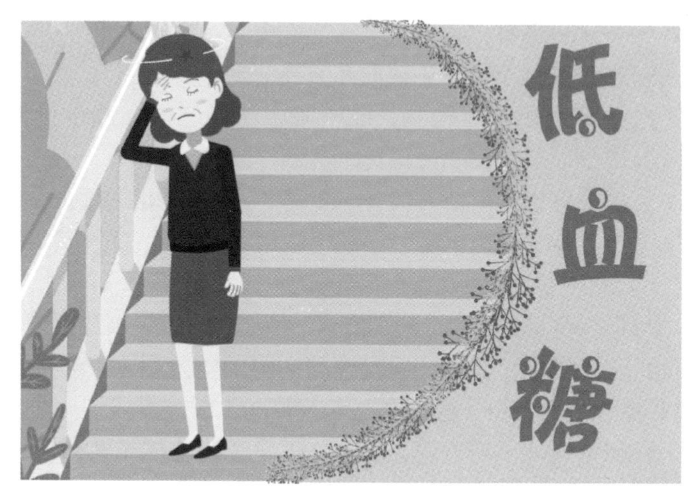

小杏答疑

李阿姨同伴：刚刚李阿姨是不是发生了低血糖？日常生活中如何判断？

小杏：是的，李阿姨空腹运动，再加上自身患有 2 型糖尿病，导致了低血糖的发生。日常生活中，正常人血糖值≤2.8 mmol/L，糖尿病患者血糖值≤3.9 mmol/L，并伴有头晕、心悸、焦虑、出汗、饥饿感、性情改变，严重者出现抽搐或昏迷等症状，就可判断为低血糖。

李阿姨同伴：现场应该如何处理呢？

小杏：立即给患者口服 15~20 克的含糖食物，比如 2~3 粒糖果、3~5 片苏打饼干或者糖水。需要注意的是，如果患者出现意识障碍，则不能经口喂食，避免发生窒息，要立即送往医院处理。

李阿姨同伴：对于糖尿病患者来说，还有什么方法能够预防低血糖呢？

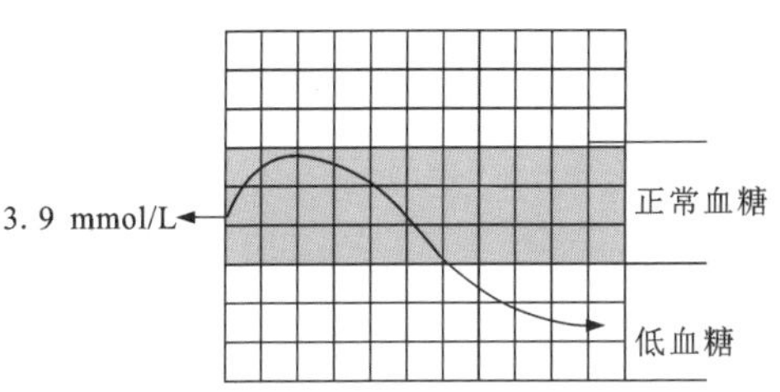

糖尿病患者，当血糖≤3. 9 mmol/L时，称为低血糖。

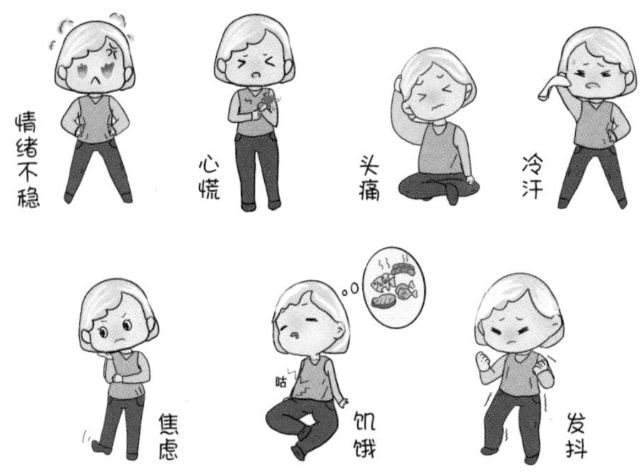

小杏：糖尿病患者因为胰岛功能受损，血糖调节受到影响，不正确的服药、饮食、运动方法都可能引发低血糖，所以患者要严格监测血糖，及时了解自身血糖波动情况，提前做好干预措施，避免低血糖的发生；不能在空腹状态下进行运动；遵医嘱使用降糖药物，不可随意加减剂量或者停药；糖尿病患者外出时须随身携带“糖尿病急救识别卡”，以便发生紧急情况时能得到及时处理。

糖尿病急救识别卡

我的姓名：

紧急联系人的姓名：　　　　　　电话：

地址：

我患有糖尿病，若发现我神志不清或行为异常，可能是低血糖反应。我若能吞咽，请给我一杯糖水、果汁或其他含糖饮料（已随身携带）。若15分钟内尚未恢复，请送我到医院并通知我的紧急联系人。若我昏迷不能吞咽了，切勿喂我食物，请立即送我到医院并及时通知我的紧急联系人，谢谢您的热心帮助！

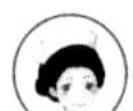

小杏支招

妙招一：穴位按摩

【操作方法】用手指点按人中、内关、劳宫、百会、涌泉等穴位，中指端向下深压穴位，随后往上放开，指端不能离开皮肤，保持作用力垂直作用于穴位。点按过程中注意观察患者的反应，如已苏醒，应及时减轻力度或停止操作。

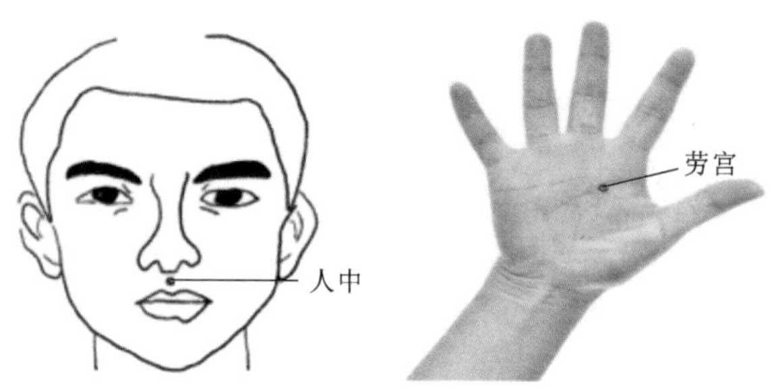

妙招二：耳穴贴压

【操作方法】用75%的乙醇消毒耳部皮肤，去除多余的油脂；用小方块胶布将所需的药籽或菜籽固定于特定穴位上，揉按1~2分钟。每次取穴以5~7个穴位为宜，每日按压3~5次，使耳穴处产生胀、酸、麻等刺激感应；隔3天更换1次，如有污染应及时更换，洗澡、洗头时保护好耳部，以延长耳穴贴压的时间；耳部炎症、冻伤的部位及有习惯性流产史的孕妇禁用。

耳穴方案1：缓解头晕，辅助睡眠。

主穴为内耳、脑点、神门、额、枕、交感等；配穴为脾、肾、肺及皮质下。

耳穴方案2：调节血糖，改善症状。

主穴为胰腺点、胰胆、内分泌、三焦、丘脑、耳迷根等；配穴为脾、肾、肺及皮质下。

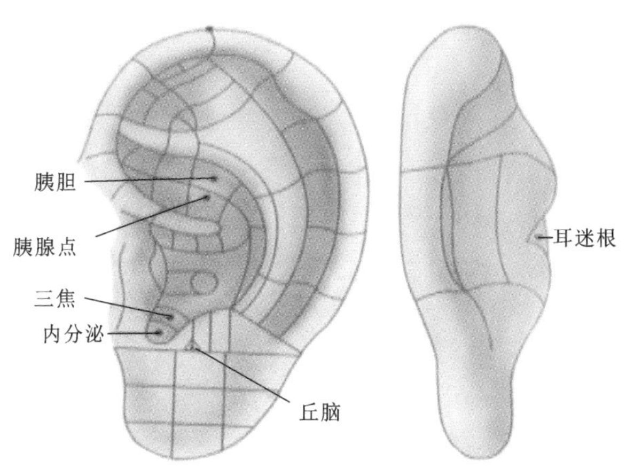

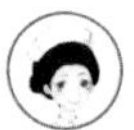

小杏食谱

猪胰玉米须汤

【原　　料】猪胰1具，玉米须30~50克。

【制　　作】将猪胰洗净，剔去油脂，切成薄片，加入玉米须同煮，以文火煎煮，煮熟即可。

【用　　法】食用，每日1次，10日为1个疗程。

【功　　效】滋阴补肾，生津降压。适宜于以渴饮、消谷善饥为主要表现的糖尿病患者。

【注意事项】食疗方有调节血糖的作用，应在医生指导下服用，切勿偏好过度，尤其不可盲目相信保健品功效，以之替代常规治疗。

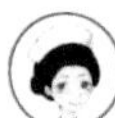

小杏叮嘱

（1）糖尿病的治疗需要坚持，不可随意停止或调整降糖药物及其剂量。

（2）糖尿病的自我管理非常重要，包括饮食、运动、血糖的自我监测、药物的使用以及正确的健康知识，多方参与才能有效地控制血糖，延缓并发症的发生，保证生活质量。

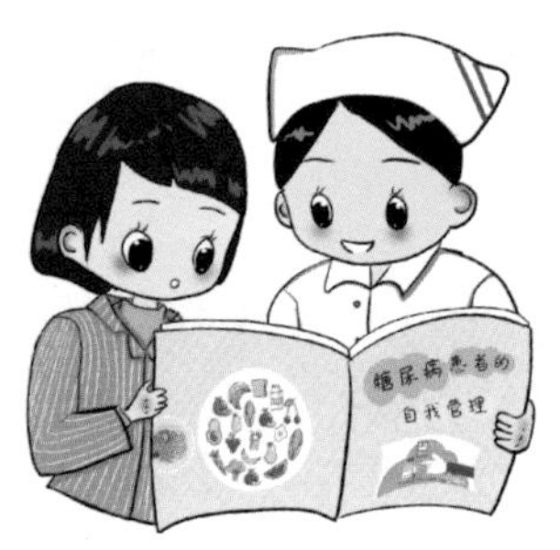

（3）糖尿病患者外出时须随身携带“糖尿病急救识别卡”，以便发生紧急情况时能得到及时处理。

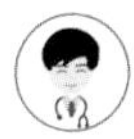

专家提醒

低血糖的临床表现呈发作性，其发作时间、频率随病因不同而有差异，反复发生低血糖或较长时间的低血糖昏迷可引起脑部损伤，一旦确定发生低血糖，应尽快补充糖分，缓解症状。老年糖尿病患者发生低血糖后症状不明显，应特别注意观察，警惕夜间低血糖的发生。

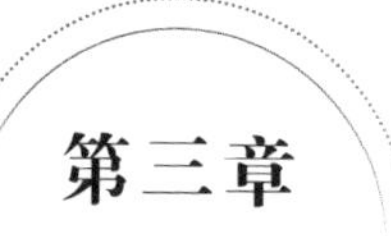

第三章 家庭常见意外伤害的中医护理

第一节 家庭常见意外伤害的一般护理

环境及理化因素损伤是院前急救的常见病和多发病，要求救助者必须对病情作出快速反应，准确判断和有效救治。其一般护理主要包括病情观察、对症处理、心理护理、病后调护与康复护理。

一、病情观察

1. 判断意识

意识是指人体对环境刺激产生相应的行为反应。一旦出现明显的意识改变，往往提示患者病情较重。判断患者意识可以运用呼喊、拍打、掐人中穴、掐大腿内侧等方式，但要注意“轻拍重唤”，即轻轻拍打，大声呼唤，以免造成二次损伤。

如果患者对强烈刺激，如救助者用力压迫患者眼眶上部或掐患者大腿内侧仅有少许不自主的防御反射（抬手和痛苦表情，不能言语和睁眼），则为浅昏迷，这时应将患者头偏向一侧，以防呛咳窒息；如果患者对任何强烈刺激均无反应，则为深昏迷，应根据呼吸、心跳情况决定是否立即对患者进行心肺复苏。

2. 观察呼吸

在保持气道开放的情况下判断患者呼吸，将耳朵贴近患者的口鼻处听是否有气流声，或用面颊靠近患者口鼻部感觉是否有气体吹过面部，同时观察患者胸腹部是否有起伏，如没有，则为呼吸停止。此外，还要观察有无呼吸困难或呼吸微弱等症状。

3. 触摸脉搏

最常用的是触摸颈动脉搏动，因颈动脉表浅且颈部易暴露，故一般将其作为判断的首选部位。颈动脉位于胸锁乳突肌和气管之间，可用示指、中指指端先触及气管正中，男性可先触及喉结，然后滑向颈外侧气管与肌群之间的沟内，触摸有无搏动，时间不超过 10 秒。如果颈动脉搏动消失，则为心跳停止。检查时不可同时按压双侧颈动脉，以免影响大脑供血及气管通畅。

4. 其他观察和检查

观察有无舌后坠、分泌物、血块、异物阻塞呼吸道，观察有无眩晕、抽搐、疼痛；观察呕吐物及排泄物的颜色、气味、量、次数，皮肤的颜色、温度、弹性、完整性等；检查患者的头部、胸腹、四肢有无大出血、骨折、疼痛、麻木等情况。

二、对症处理

在医护人员到达现场之前，可以采取一些必要的救治措施，为患者争取抢救时机。

(1)将患者置于环境安全的地方。确定事发环境是否安全、是否会对救助者和患者造成威胁，是现场急救最重要的原则和步骤。如触电、火灾、溺水、煤气中毒、爆炸、交通事故等急救环境往往存在诸多危险因素，不可贸然施救。应先将患者脱离危险环境，安置于安全的环境中再进行急救处理。

（2）如患者心脏骤停，应立即进行心肺复苏。

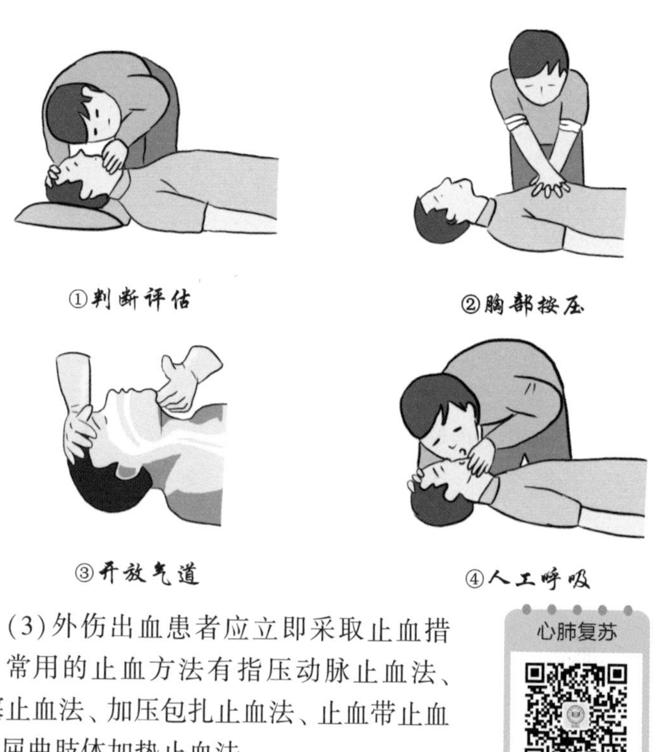

①判断评估　②胸部按压

③开放气道　④人工呼吸

心肺复苏

（3）外伤出血患者应立即采取止血措施。常用的止血方法有指压动脉止血法、填塞止血法、加压包扎止血法、止血带止血法、屈曲肢体加垫止血法。

（4）骨折患者可进行包扎固定。常用的包扎物品有三角巾、绷带，包扎前要用敷料覆盖创面，包扎方向为从远心端向近心端，松紧适宜，使肢体处于功能位，打结时要避开伤口。伤肢需要及时固定，固定的材料可就地取材，如木板、树枝等，固定范围要超过受伤部位上、下关节。

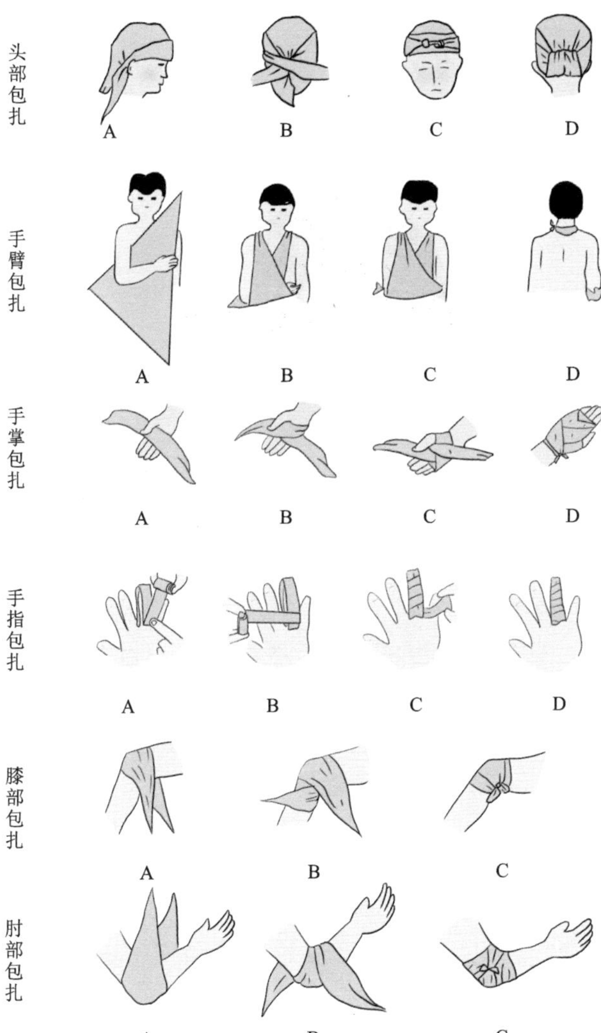
头部包扎
A
B
C
D
手臂包扎
A
B
C
D
手掌包扎
A
B
C
D
手指包扎
A
B
C
D
膝部包扎
A
B
C
肘部包扎
A
B
C

(5)对于异物梗阻气道者应立刻采取海姆立克急救法，详见第三章第二节。

(6)对于服错药物或食物中毒者可催吐，一般用手指或匙柄、筷子等物品刺激咽部进行催吐，并及时送往医院治疗。

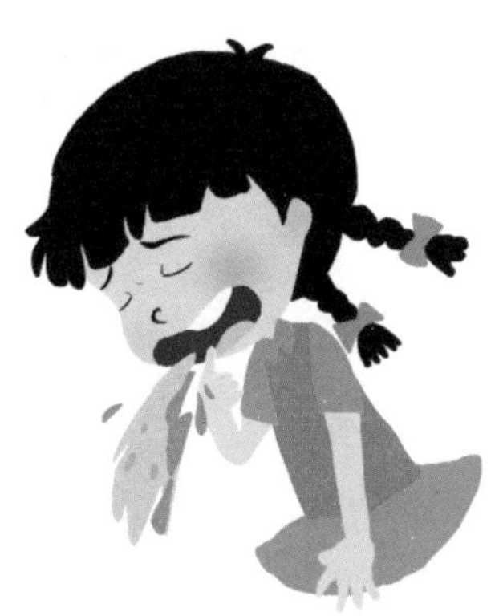

三、心理护理

患者由于危急重症，如呼吸困难、疼痛、出血、高热等，造成躯体上的难受不适，往往会感到预后难测、心神不安，产生焦虑和恐惧。亲属应关心体贴患者，给予心理支持，稳定患者情绪，使其树立战胜疾病的信心，减轻恐惧心理。

有些急性伤病后处在恢复期或后遗症期的患者，由正常状态突然变得生活不能自理，心理压力很大，会表现出烦躁、悲观、抑郁、恐惧等不同程度的心理障碍。亲属可以多与其进行情感上的沟通，使患者感受到被尊重、受重视，使其心情乐观、轻松，从而积极配合治疗。

四、病后调护与康复护理

病后调护与康复护理是促使病邪彻底清除、预防疾病复发的重要措施，也是中医护理的特色和优势之一。

大病初愈之人，气血未复，正气尚虚，机体的卫外防御功能低下，容易感受外邪而引起疾病复发。因此，要扶正护卫，避免形体劳倦、劳神、劳心及房劳过度，合理作息，注意节气的变化，预防感冒，根据病情选择适合自己的运动项目，如太极拳、八段锦、气功、散步、慢跑等，以增强体质，还可以利用晨起温煦不烈的日光，晒浴背部或全身，以补人体的阳气。

各类伤残及年老体弱者，可以通过中医康复护理的各种方法和训练手段，使自己在身体、精神及生活能力方面得到最大限度的恢复或改善，尽可能恢复生活自理能力和劳动能力。肢体功能受限的患者可由家人定时进行四肢肢体活动，失语的患者可采取看、听、说、读、写等方式训练患者的语言表达能力，由易到难，鼓励患者大声说话，还可以通过针灸、推拿、艾灸，以及电、光、声、磁、水、蜡、压力等物理方法调节人体脏腑组织的功能，达到治疗伤病，促进功能恢复的目的。

第二节　气道梗阻

小华，4 岁，在家一边看电视，一边吃零食，看到开心之处，便情不自禁地哈哈大笑起来。这时意外发生了，小华突然剧烈咳嗽，手呈“V”字形抓住自己的喉颈部，发不出声来。妈妈立即用海姆立克急救法对小华进行施救，一块果冻从她的气道中排出。之后妈妈不放心，便将小华带到医院做进一步治疗。

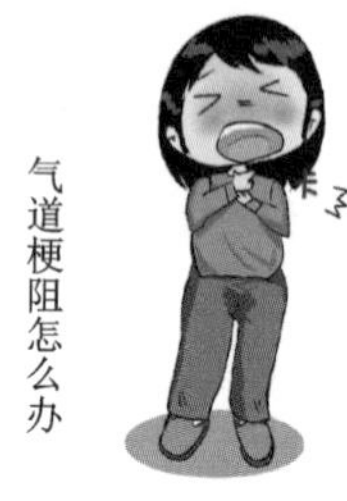

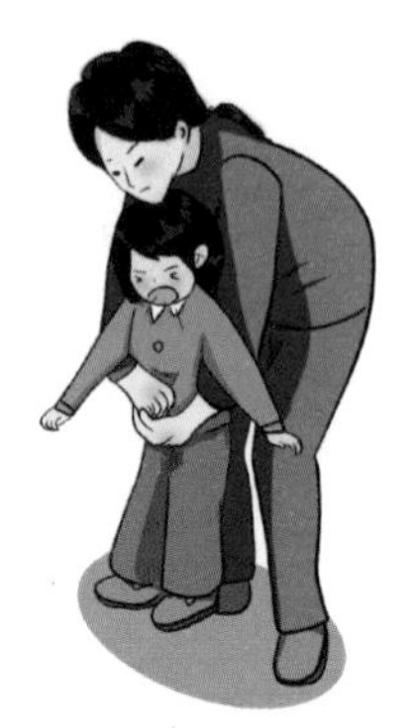

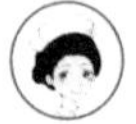

小杏答疑

小华妈妈：小杏，我当时被吓坏了，小华是被果冻卡住了喉咙吗？

小杏：这是食物误入气道引起的气道梗阻。气道梗阻好发于儿童，是儿科常见的意外伤害，多发生在5岁以下，如果抢救不及时，容易引起窒息死亡。

小华妈妈：如何快速识别气道梗阻呢？

小杏：气道梗阻可以分为不完全性气道梗阻和完全性气道梗阻。不完全性气道梗阻主要表现为剧烈咳嗽、表情痛苦，以典型的“V”字形手势抓住自己的颈部、喉咙部。完全性气道梗阻则表现为突然不能说话、咳嗽、大叫，有挣扎的呼吸动作，但是无呼吸音。随着阻塞时间延长，阻塞者面色变苍白或灰白发绀等。严重者很快失去意识，出现昏迷、心脏骤停乃至死亡。

小华妈妈：你可以告诉我哪些异物容易引起气道梗阻吗？

小杏：引起气道梗阻的高危异物主要有以下几种。

儿童易吞入异物十大排行榜

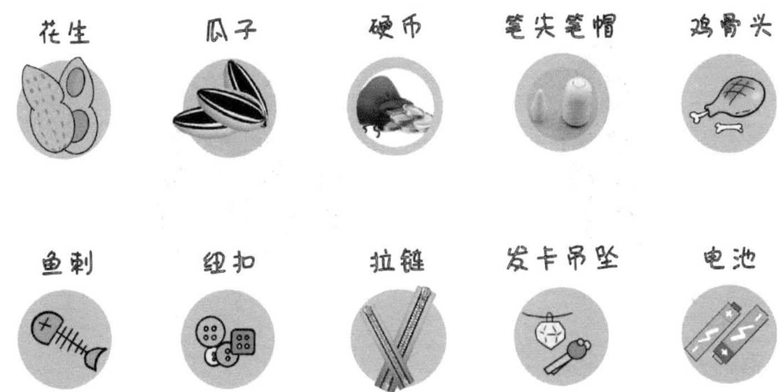

小杏支招

妙招一：气道梗阻自救法

当发生气道异物梗阻，周围又没有可以求救的对象时，我们学会“自救”很重要。如果尚能呼吸和发声，尽量放慢呼吸节奏，并尽可能发出声响求救，或拨打急救电话；如果已完全不能呼吸和发声，应立即进行自救。常用的通常自救方式如下。

(1)腹部手拳冲击法：患者一手握拳，拇指置于脐上两横指的位置，弯腰、低头、张口，另一手紧握该拳，用力、快速、连续冲击上腹部，重复进行，直至异物排出。

(2)上腹部轻压椅背法：患者将上腹部迅速抵压在椅背、桌子边缘、栏杆等坚硬物处，连续弯腰冲击上腹部，直至异物排出。

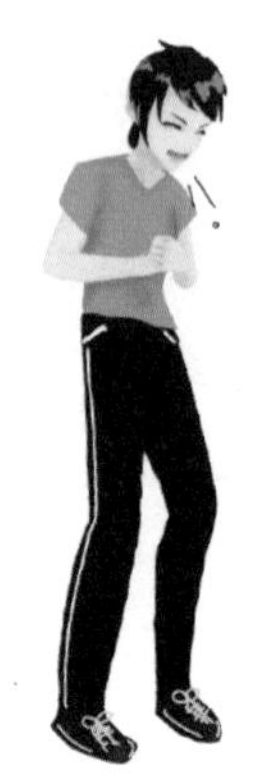

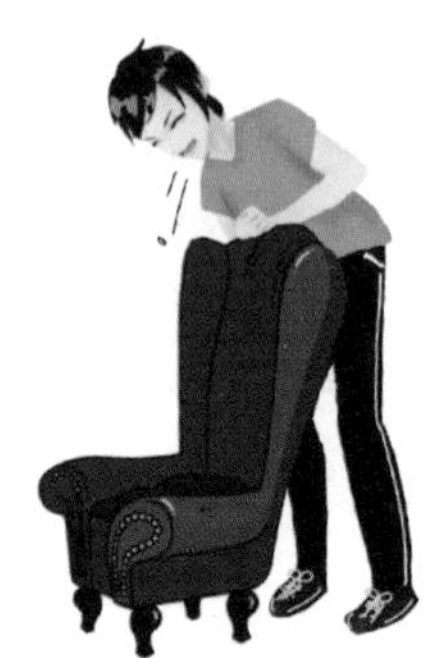

妙招二：海姆立克急救法

1. 立位腹部冲击法

针对清醒的普通成年人和年龄较大的儿童，在救助者体型较被救助者体型大的情况下，常采用立位腹部冲击法进行施救。

(1)救助者站于患者身后，前腿稍弯曲，置于患者两腿之间，后腿向后蹬，稳定重心，双臂从后方环绕患者腹部。

(2)一只手握拳，握拳的拇指侧置于患者脐上两横指的位置，另外一只手握紧此拳，使患者稍向前弯腰，且头部前倾，张口。

(3)双手迅速向后、向上冲击。重复操作，直至异物排出。

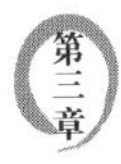

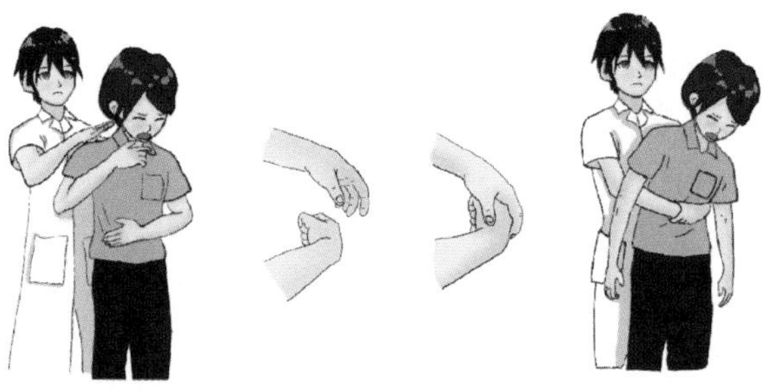

①站在患者背后　②双手环抱患者　③迅速向后、向上冲击

2. 卧位腹部冲击法

对于昏迷的成人或年龄较小的儿童患者，常采用卧位腹部冲击法进行施救。

(1)将患者体位调整为仰卧位，使其头偏向一侧，清除其口腔中的异物。

(2)救助者骑跨于患者髋部之上，双手掌心向下，掌根重叠放在患者肚脐与剑突之间，指尖翘起。

(3)双手合力迅速向下、向前冲击。

(4)检查口腔有无异物被冲出，如有异物，即刻取出，如没有，应重复以上操作，直至异物排出。

3. 背部拍击联合胸部冲击法

针对1岁以下的婴儿，常采用背部拍击联合胸部冲击法进行施救。

(1)背部拍击。救助者将患儿抱起，单膝跪地或取坐位，让患儿仰卧在其手臂上，用另一只手支撑着患儿的头部和下颌并将患儿翻转，使患儿的脸朝下，呈头低脚高俯卧位，救助者可用大腿支撑手臂。救助者使用掌后跟，在患儿背部两肩胛骨之间，用力拍背 5 次。将患儿翻转，查看异物是否排出，如果排出，即刻将异物清理出来。

(2)胸部冲击。如果经背部拍击未能将异物排出，救助者可用手掌托住患儿枕部，翻转患儿，保持患儿面部朝上，呈头低脚高仰卧位。救助者用示指和中指在患儿胸部中央(略低于双乳头两线中点)冲击性按压 5 次。

查看异物是否排出，如未排出，可重复交替进行背部拍击和胸部冲击操作，直至异物排出。

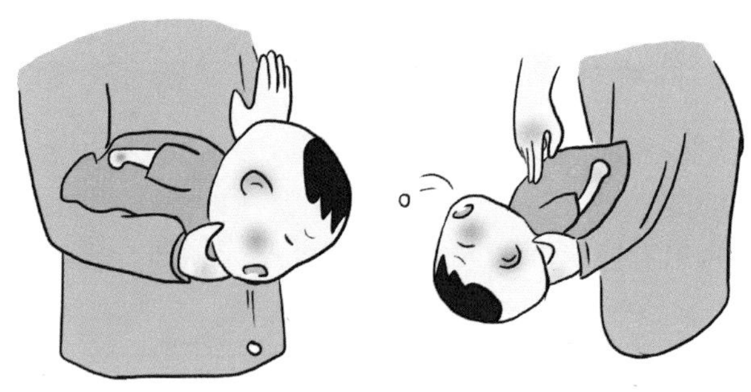

4. 立位胸部冲击法

针对意识清醒的肥胖患者或者妊娠晚期患者，在救助者体型较大的情况下，常采用立位胸部冲击法进行施助。

救助者站在患者身后，双臂环绕在患者腋窝下，双手扣于胸部，手法同立位腹部冲击法，但作用点为患者乳头连线中点，使患者稍弯腰，头部前倾，张口。救助者双手快速向内、向上冲击。

小杏叮嘱

小杏：在实施抢救的过程中还要注意以下几点。

(1)呼吸道异物梗阻会导致呼吸困难、呛咳以及面红耳赤等症状。一旦出现这种症状，要尽快识别，迅速作出抢救处理，立即拨打 120 电话。

(2)实施腹部冲击法时，定位要准确，冲击部位要避开肋骨缘与剑突部位。

(3)腹部冲击要注意避免胃反流导致误吸，在抢救过程中，要密切观察患者的意识、面色、瞳孔变化。

(4)对于心脏骤停者，救助者要及时行心肺复苏。

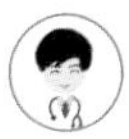

专家提醒

(1)婴幼儿的咳嗽、吞咽等防御反射功能尚未发育完全，会厌软骨发育不成熟，在大哭、大笑、说话时吃东西，咽喉部的会厌处于半开半闭的状态，食物很容易进入气管，造成阻塞，严重者气道完全阻塞、咽喉痉挛，患者会在 4~7 分钟内出现呼吸困难、窒息死亡。

(2)气道梗阻用海姆立克急救法无效时，应立即将患者送往医院，用支气管镜取出异物，严重梗阻时必须做紧急气管插管或气管切开。

(3)要注意预防气道梗阻的发生，食物宜切成小块，细嚼慢咽，避免进食时玩耍。儿童口含食物时，不要跑步、大笑、大哭等。

第三节　中暑

建筑工人谢先生因工作需要，在夏天室外高温环境下工作了1个小时左右，开始感觉浑身乏力，随后感到头痛、头晕、眼花、恶心、呕吐、四肢无力，工友见其面色苍白、四肢湿冷、脉搏增快，立即将他送往医院。

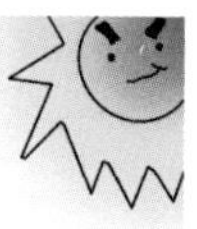

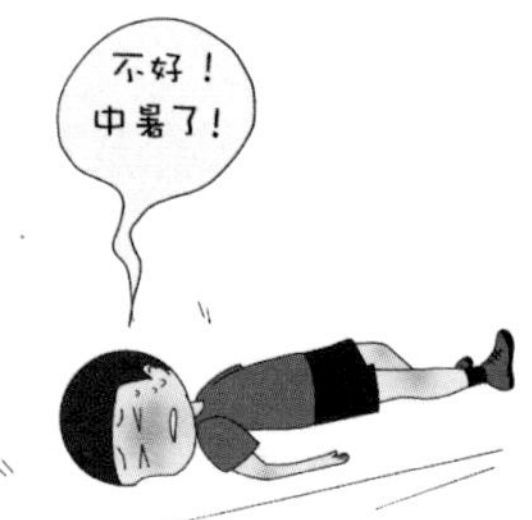

小杏答疑

工友：小杏，谢先生这是怎么了？

小杏：初步诊断是中暑。

工友：什么是中暑？

小杏：中暑是指高温或烈日暴晒等引起人体体温调节功能紊乱而致体热平衡失调、水电解质代谢紊乱或脑组织细胞受损的一组急性临床综合征。本病多发生于夏季，多见于老年人、体质较虚弱者、室外工作者等。

工友：他现在怎么样了？有没有生命危险？

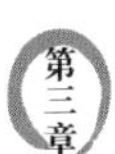

小杏：谢先生的体温为38.5℃，伴有恶心、呕吐、面色苍白、多汗、四肢湿冷、脉搏细数、血压下降等表现，这属于轻症中暑，已及时给予降温处理，现安置在阴凉通风处休息，3~4小时上述表现会得到缓解。

工友：如果再出现类似的情况，我们应该怎么做？

小杏：迅速将患者脱离高温环境，转移至通风阴凉处，保持空气流通，拨打急救电话，再协助患者平卧，头偏向一侧，并去除全身衣服，昏迷患者要保持气道通畅，及时清除鼻咽分泌物。体温过高的患者需要迅速降温，可以将患者用冷湿的床单包裹起来，通过持续浇冷水来保持床单潮湿，直到中暑患者的症状得到改善或肛温降至37~38℃。如果没有床单可用扇子给患者扇风或用冷水擦拭。在等待救援的同时，如果患者体温再次上升，需要重复给予降温措施。

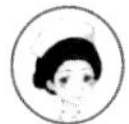

小杏支招

妙招一：放血疗法

救助者立刻将患者移至通风的树荫下，给予十宣穴（以中指为主）放血2~3滴，配大椎穴放血1~2滴，然后采用泻法（快针）针刺人中、内关、合谷、曲池穴，并给予物理降温，如用扇子扇风，或在头部、腋窝、腹股沟处放置冰袋等。在有条件的情况下，给予糖水或淡盐水50~100毫升口服。若经过调整仍不能改善症状，建议及时就诊。

妙招二：刮痧疗法

（1）刮颈背部：由大椎穴至长强穴的督脉循行区域；第1胸椎至第5腰椎棘突下两侧，后正中旁开0.5寸的夹脊穴；脊柱两侧足太阳膀胱经循行区域。

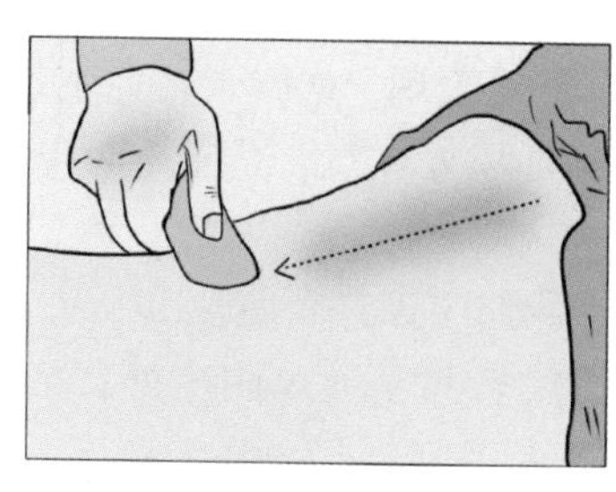

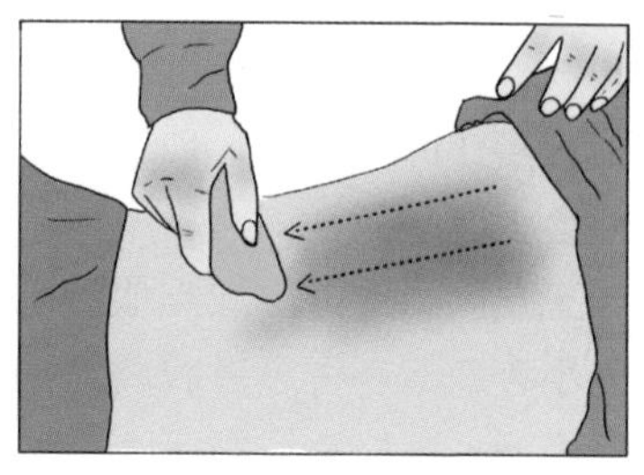

【操作方法】 协助患者取合适体位，用刮痧板或边缘钝滑的汤匙、木梳、杯碗等蘸水或润滑剂，由颈部开始向后背部刮拭，一般采取腕力、臂力，忌用蛮力。刮痧要顺一个方向刮，不要来回刮，用力要均匀、适中，由轻渐重，不可忽轻忽重，以患者能耐受为度。注意刮拭面积要大，并尽可能拉长，由肺俞穴直到脾俞、胃俞穴，痧色变得深暗时为宜，刮痧过程中随时询问患者感受。

(2)刮上肢：手阳明大肠经在上肢的循行部分；手厥阴心包经在上肢的循行部分。

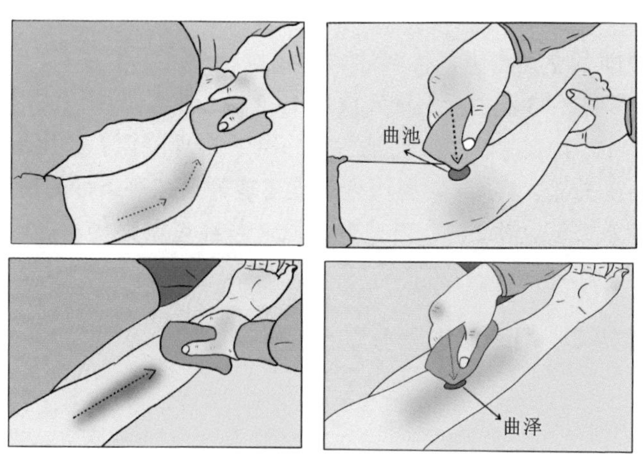

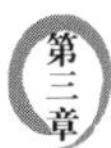

【操作方法】刮痧板蘸水或润滑剂刮拭上肢部位，用直线刮法，刮拭上肢前外侧的手阳明大肠经循行区域，在肘横纹外侧的曲池穴处稍加力重刮，也可用刮痧板棱角点压按揉3~5秒；然后刮拭上肢内侧的手厥阴心包经循行区域，用刮痧板棱角在肘横纹内侧的曲泽穴处点压按揉3~5秒。

(3)刮下肢：足太阳膀胱经在下肢的循环部分。

【操作方法】用刮痧板蘸水或润滑剂刮拭下肢后侧的足太阳膀胱经循行区域，用刮痧板的厚面在两侧委中穴处稍加力重刮，每侧各刮20~30次，也可用刮痧板的平面拍打腘窝处。

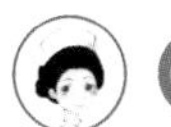

小杏食谱

1. 绿豆竹叶粥

【原　　料】绿豆30克，粳米100克，银花露10克，鲜荷叶10克，鲜竹叶10克，冰糖适量。

【制　　作】把鲜荷叶、鲜竹叶洗净，水煎，滤渣取汁，备用。将绿豆、粳米淘净后煮成稀粥，水沸后加入银花露、药汁，用微火熬制，加入冰糖。

【用　　法】每日2次，温热服食。

【功　　效】清热解暑。适宜于暑日心烦、口干、出汗等患者。

2. 百合绿豆汤

【原　　料】百合100克，绿豆250克，冰糖适量。

【制　　作】将绿豆洗净，百合掰开去皮，同放入砂锅内，加适量水，武火煮沸，改用文火煲至绿豆开花、百合熟烂时，加入冰糖即成。

【用　　法】每日 2 次，温热服食。

【功　　效】清热解暑。适宜于暑日心烦、口干、出汗等患者。

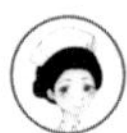 小杏叮嘱

（1）在高温环境下进行体力劳动或剧烈运动时，应每小时喝 2~4 杯凉水（500~1000 毫升），避免饮用冰冻饮料，禁饮含乙醇或大量糖分的饮料。

（2）中暑后忌大量食用油腻食物，饮食应清淡，多吃水果、蔬菜，保证充足的睡眠。

（3）中暑后，暑气未消，虽有虚症，但不能单纯进补。

第四节　烧烫伤

涛涛走路时不小心撞到了端着开水的爷爷，开水洒在了身上，他疼得哭了起来。爷爷赶紧查看，发现涛涛胸前、腿前、足部红彤彤的一片，便赶紧送孙子来到医院。

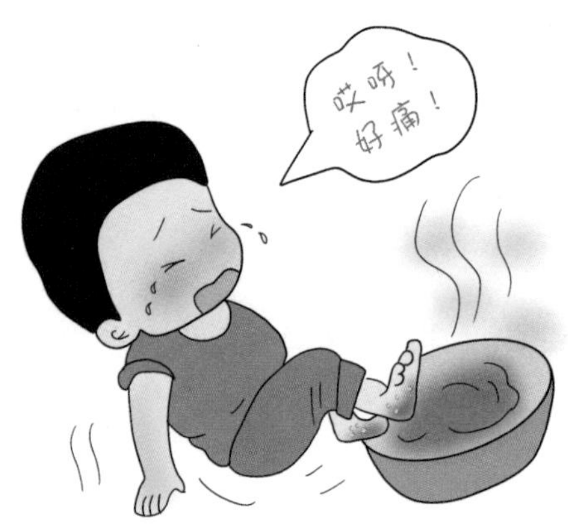

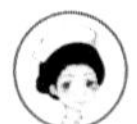

小杏答疑

爷爷：小杏，我孙子的病情严重吗？

小杏：爷爷，您的孙子是浅Ⅱ度烧伤，我们会积极治疗的。

爷爷：什么是浅Ⅱ度烧伤？会不会留下瘢痕？

小杏：目前普遍采用3度4分法来判断烧伤的程度，并与预后相关。

Ⅰ度烧伤：Ⅰ度“红”。仅伤及表皮层，局部皮肤发红，轻度肿胀，烧灼样疼痛，无水疱，3~5日痊愈，初期有色素加深，后渐消退，不留痕迹。

浅Ⅱ度烧伤：Ⅱ度“疱”。伤及表皮及真皮浅层，有较大水疱，疱壁较薄，基底潮红，疼痛剧烈，水肿明显，1~2周愈合，有色素沉着，无瘢痕。

深Ⅱ度烧伤：伤及真皮深层，有小水疱，疱壁较厚，基底红白相间、湿润，痛觉迟钝。创面若无感染，3~4周愈合，常有瘢痕形成的色素沉着。

Ⅲ度烧伤：Ⅲ度“焦痂”。烧伤贯穿皮肤全层，甚至到达皮下、肌肉、骨骼，创面呈蜡黄色或炭黑色。此时神经末梢已被烧死，不会感觉到疼痛，常遗留瘢痕甚至导致残疾。

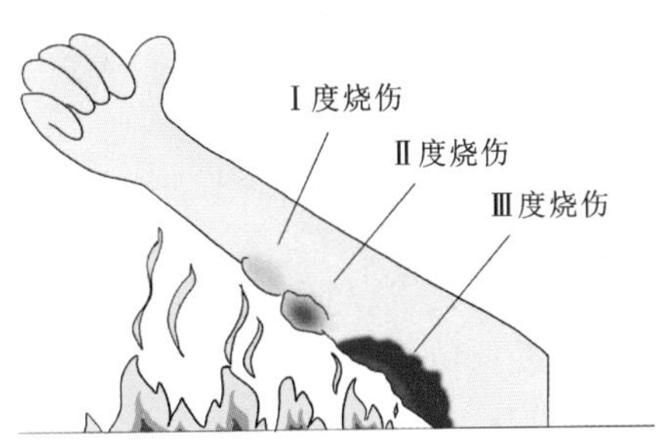

涛涛为浅Ⅱ度烧伤，不会留下瘢痕。以后注意使孩子远离热水、火焰、电器等。世界卫生组织统计，烧伤位居全球伤害死因第6位，全球每年约有23.8万人死于烧伤，其中小儿约占40%。因此一定要给予小儿烧烫伤更多的重视，从源头上避免这种意外的发生。

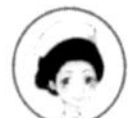

小杏支招

妙招一：烧烫伤急救

（1）冲：迅速脱离热源，用流动冷水轻轻冲洗烧伤创面。

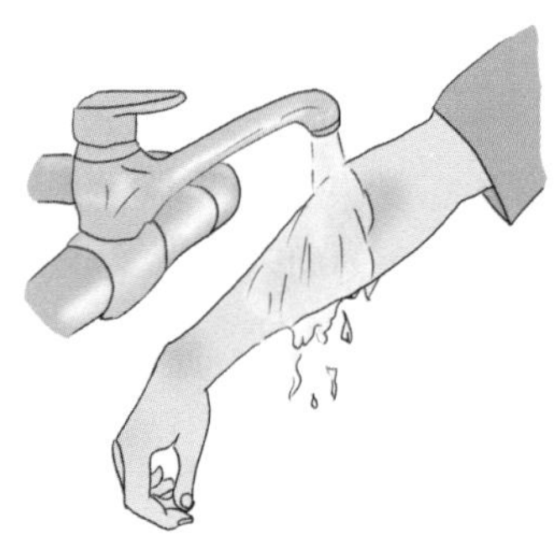

（2）脱：充分冲洗和浸泡后，在冷水中用轻柔的动作脱掉烧伤者的衣物，如果衣服粘住皮肤，不能强扯，可以用剪刀剪开，避免弄破水疱。

（3）泡：用15~20℃的冷水浸泡创面10~30分钟，以去除水源后不痛为佳。

（4）盖：用纱布或透气、洁净的毛巾、衣物包扎伤处，覆盖不宜过紧，并抬高烧伤肢体以减少肿胀。

（5）送：尽快送往医院进行专业救治。

烫伤急救五妙招

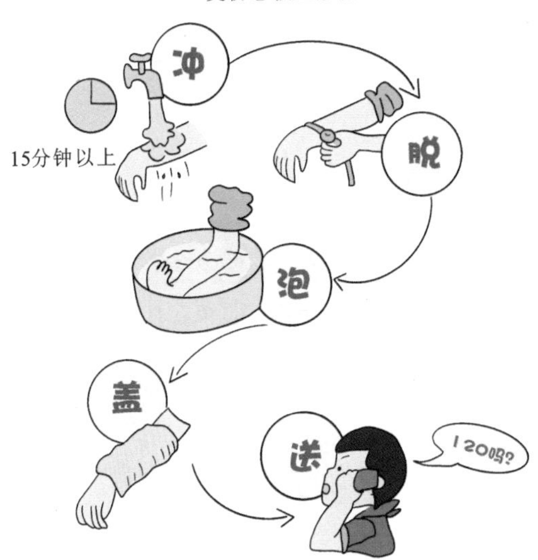

妙招二：中药外敷

【操作方法】用生理盐水棉球清洁皮肤，根据烧伤部位和大小选择合适的纱布，将清凉膏或生肌膏均匀地涂抹于纱布上，敷于患处并用胶布固定。

妙招三：按摩疗法

【操作方法】局部涂液状石蜡油，将按摩力垂直于挛缩方向，进行垂直的螺旋形移动，按摩动作以按、摩、揉为主，循序渐进。早期轻柔按摩，每日 1~2 次，每次 30 分钟。随着皮片的韧性增加，可加大按摩力度，增加推、捏、提等手法，不断变换按摩位置，防止产生水疱。在按摩的同时进行对指、对掌、分指、握拳等关节活动度训练。各关节被动活动的范围以患者能够忍受为限。

【适用人群】中后期瘢痕康复患者。

【功　　效】对于手部烧伤伴有指间关节或肌腱受损者，关节活动幅度要适当，动作要轻柔。

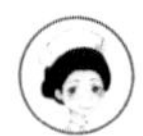

小杏食谱

1. 山药蛋黄粥

【原　　料】山药50克，蛋黄2个，大米150克。

【制　　作】鸡蛋去蛋白留蛋黄，用筷子将蛋黄搅散，备用，将山药、大米洗净并放入锅内，加水适量，将锅置武火上烧开，改用文火熬煮至熟，起锅前把蛋黄倒入粥里，再拌匀烧开即可。

【用　　法】早、晚食用。

【功　　效】滋阴润燥，养血熄风。适宜于轻度烧伤兼口干、潮热盗汗者。

2. 银花甘草绿豆汤

【原　　料】绿豆250克，金银花30克，生甘草10克(布包)，蜂蜜适量。

【制　　作】将绿豆放入锅中，加水煎煮，待熟时，加入金银花、生甘草，煮至绿豆烂熟，去甘草布包，加蜂蜜调味。

【用　　法】口服，每日当茶频频饮服。

【功　　效】清热解毒。适宜于烧伤小面积、浅度烧伤，皮肤潮红、疼痛，或渐起水疱者。

3. 地黄饮

【原　　料】生地黄30克，金银花30克，蜂蜜150克。

【制　　作】把生地黄、金银花水煎去渣，兑入蜂蜜，凉后即可饮。

【用　　法】口服，每日当茶频频饮服。

【功　　效】清热解毒，滋阴养血。适宜于烧伤大面积、深度烧伤的患者。

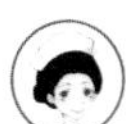

小杏叮嘱

(1)幼儿是烧烫伤的高发人群，家长应特别注意，不把热水、热汤放在幼儿可触摸到的地方。

(2)不可用酱油、醋、白酒、牙膏或土方冲洗和涂抹伤口，避免给伤口染色并增加感染的风险。

(3)不要自行挤压患处、撕破水疱，如果水疱很大或已破溃，须由医生处理。

(4)用冷水降温时注意防止冻伤，时间不超过20分钟。

(5)如果烧伤面积相当大或者创面表皮全部脱落，尽可能不用冷水冲洗，应立即去医院治疗。

(6)如果是手部烧伤，在受伤后应当立即将戒指之类的配饰取下来，否则肿胀后可能造成手指缺血坏死。

(7)创面愈合过程中，可能出现皮肤干燥、痒痛等，避免使用刺激性肥皂清洗，水温不宜过高，勿搔抓。

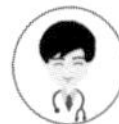

专家提醒

在同等热力作用下，幼儿较成人烧伤程度重，致残率高，孩子的身心会受到严重伤害。烧伤如果引起毁容、肢体功能障碍，会给受害者留下终生的身体和心理创伤，皮肤植皮也会给个人、家庭和社会带来极大的负担。因此，烧伤预防和早期积极治疗不可忽视。

第五节 动物咬伤

小利不小心被自家的宠物狗咬伤了，手指被划破出血，他急忙来到了医院。

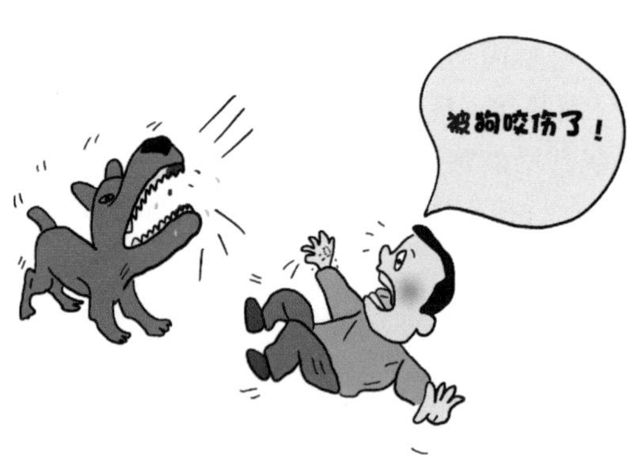

小杏答疑

小利：我的手指没事吧？

小杏：你的伤口不是很深，但是被动物咬伤后，最重要的是评估患上狂犬病的风险，与咬伤本身受到的伤害相比，患上狂犬病的危险是更大的威胁。

小利：狂犬病是什么？

小杏：狂犬病是狂犬病毒引起的，以侵犯中枢神经系统为主的急性人畜共患传染病。其病毒存在于动物的唾液中，人主要通过动物抓伤或咬伤感染。一旦发病，狂犬病病死率几乎达100%。

小利：狂犬病是如何传播的呢？

小杏：凡是患病和携带病毒的动物，它们的唾液、身上、爪上都有可能含有狂犬病毒，其中唾液中含有的病毒量最高。一旦

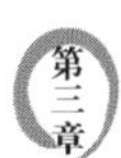

被携带狂犬病毒的动物抓伤或咬伤，狂犬病毒就很有可能通过皮肤感染，同时狂犬病毒还会通过黏膜感染，如人的眼结膜、口腔黏膜等被动物舔舐，人也就很有可能感染狂犬病毒。

小利：那应该如何预防狂犬病毒呢？

小杏：被动物咬伤后迅速、彻底清洗伤口能降低狂犬病的发病率；凡被猫、犬等动物咬伤后，或皮肤破损处被狂犬或狂犬病患者的唾液沾染后，均应在2天内进行疫苗接种。对于深部创口，同时预防破伤风感染也非常重要。

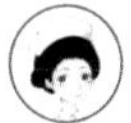

小杏支招

妙招：伤口处理和预防接种

(1)一旦被动物咬伤，在没有明显的大出血情况下，应尽量避免包扎伤口。

(2)在现场首先需要冲洗伤口，用肥皂水和有一定压力的流动清水冲洗咬伤处和抓伤处15分钟左右，彻底冲洗污物、血迹。为避免非无菌的清水、肥皂水残留，再用0.9%的氯化钠溶液冲洗伤口。冲洗后使用碘制品或专用冲洗液或消毒剂对伤口进行消毒。

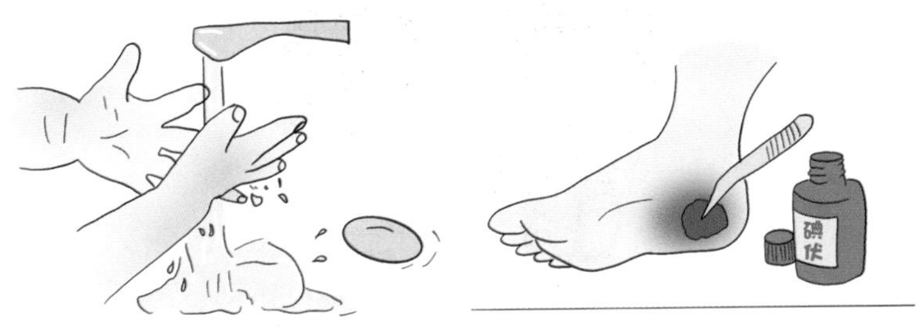

(3)被动物咬伤后应尽早注射狂犬疫苗。患者应分别于第

0 天、第 3 天、第 7 天、第 14 天、第 28 天各肌内注射 1 支狂犬疫苗。“第 0 天”是指注射第一支的当天(其余以此类推)。如果因诸多因素未能及时接种，应本着“早注射比迟注射好，迟注射比不注射好”的原则接种狂犬疫苗。

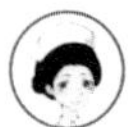 **小杏叮嘱**

被动物抓咬伤的评估有 3 个等级。

Ⅰ级：皮肤完好，没有齿痕。清洗暴露部位，无须进行其他处理，建议注射疫苗进行免疫。

Ⅱ级：为裸露的皮肤被轻咬或无出血的轻微抓伤、擦伤。在处理好伤口后，必须接种狂犬疫苗，并且越早接种狂犬疫苗越好。

Ⅲ级：被疑似携带狂犬病毒的动物伤害，有多处贯穿性皮肤咬伤或抓伤；咬伤部位为面部、头颈部；咬伤神经、血管丰富的手指部位。立即处理伤口，并注射狂犬病被动免疫制剂，随后 24 小时内接种狂犬病疫苗和人狂犬病免疫球蛋白或抗狂犬病血清。

接种狂犬疫苗

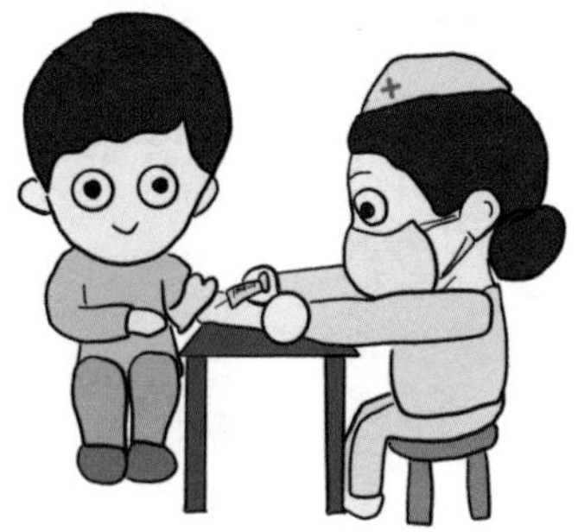

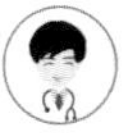

专家提醒

(1)联合相关部门捕杀狂犬、狂猫等狂兽，并立即焚毁或深埋。对家中宠物应进行登记与预防接种。进口动物必须检疫。

(2)若被猫、犬等动物咬伤或抓伤，应进行全过程预防接种，接种期间不要饮酒、喝浓茶，勿吃辛辣刺激性食物，如辣椒、葱、大蒜，并避免剧烈运动或过度疲劳，防止感冒。

第六节　电击伤

小华正在厨房做饭，突然，房间一黑，“停电了，总闸断了?”小华一着急，手都来不及擦，湿手去打开电闸，“啊”的一声，小华瞬间被击倒了……家里人立刻采取急救措施并拨打了120，救护车赶到后，便将小华送往医院治疗。

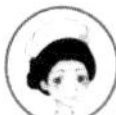

小杏答疑

家人：电击伤对人体的伤害大吗?

小杏：电击伤是通过产热和电化学作用，对人体各个组织及器官造成不同程度的损伤，被击者会出现抽搐、心室颤动、呼吸中枢麻痹，甚至危及生命。电击伤对人体的危害程度与接触电压高低、电流强弱、电流类型、通电时间、接触部位、电流方向和所在环境的气象条件都有密切关系。

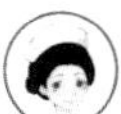

小杏支招

妙招一：触电现场急救

救护原则为迅速脱离电源，有心跳、呼吸骤停者，分秒必争地实施有效的心肺复苏。

（1）迅速脱离电源：根据现场情况采用最安全、最迅速的方法脱离电源。

1）切断电源：拔除电源插头或关闭电闸。

2）挑开电线：应用干燥的木棒、竹竿等将电线挑开。

3）拉开触电者：急救者可穿胶鞋，站在木凳上，用干燥的绳子、围巾或干衣服等套在触电者身上，从而拉开触电者。

（2）防止感染：保护好烧伤创面，防止感染。

（3）对心跳、呼吸骤停者，应立即行心肺复苏。

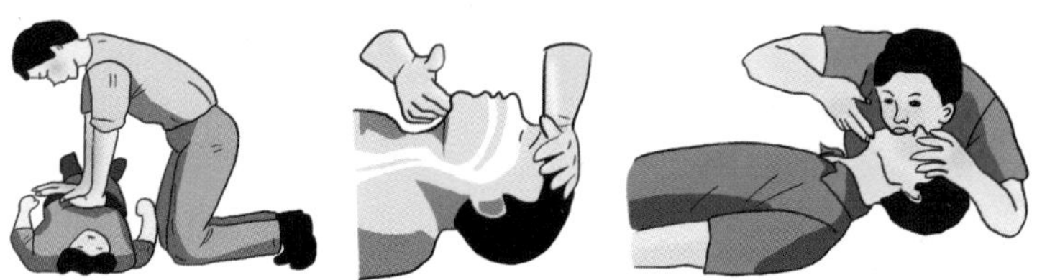

妙招二：触电致昏迷中医急救方法

1. 放血疗法

【操作方法】取十宣穴，常规消毒，挤压数次，充血后持针对准穴位，迅速刺入，挤压针刺部位，挤出 2~3 滴血即可，还可配合大椎、耳尖穴点刺放血，疏调头部经络气血，增强疗效。

2. 穴位按压

【操作方法】手指按压内关、合谷、人中、涌泉等穴位，正确取穴，由轻到重，每个穴位按压 5~10 秒后暂停约 2 秒，反复按摩 5~10 次，穴位按压过程中注意观察患者的生命体征，直至患者清醒。

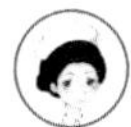

小杏叮嘱

（1）掌握正确的用电安全知识，不要随便拆卸安装电源线路、插座等。

（2）涉电操作时要先切断电源，杜绝湿手碰触插座或开关。

（3）不用金属物品去触碰带电体，嘱咐儿童不要在变压器附近玩耍。

（4）雷雨天气不要光脚站在水泥地面上，不要靠近铁窗、潮湿的墙壁。

（5）一旦发现有人触电，要确保现场救助者自身的安全，不要直接用手去拉触电者，须用绝缘体，如干燥的木棒、竹竿、塑料棒、衣服等将触电者与带电体分开。

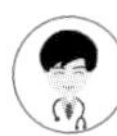

专家提醒

（1）现场抢救人员须确认环境安全才能施救，避免给触电者造成其他伤害。

（2）正确的心肺复苏是取得急救成功的保证，心肺复苏越早，抢救的成功率越高。

（3）在医护人员未接替抢救前，现场救助者不得放弃现场抢救。

（4）轻型、重型电击伤患者均应在严密监测生命体征的前提下送往医院进一步观察或治疗。

第七节　出血

小王在切番茄时，刀口将左手中指割伤了，看着渗出的鲜血，小王急忙用纸巾包住伤口，赶往医院。

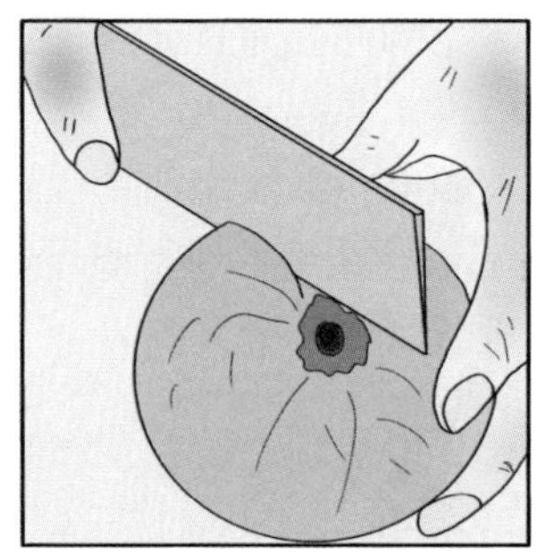

小杏答疑

小王：小杏，谢谢您帮我处理了伤口，刚刚被刀割伤之后我的手指不停地流血，是不是损伤了动脉啊？

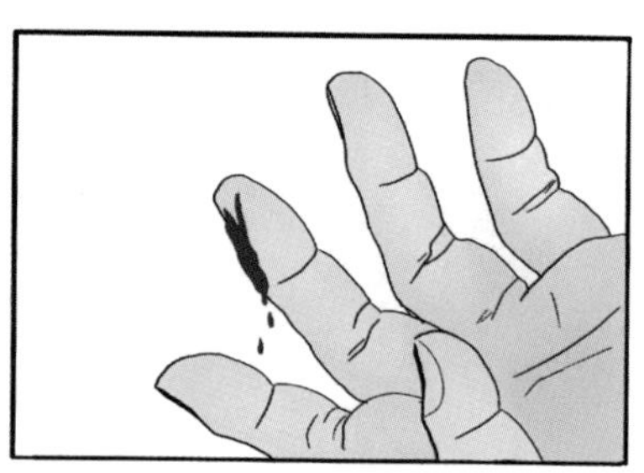

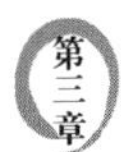

小杏：您的手指出血是片状渗出的，而且现在血液已经凝固了，说明只是损伤了毛细血管，您不用太担心。如果动脉被损伤，血液就会呈喷射状涌出，血液颜色鲜红，出血速度很快且不易止血。如果静脉被损伤，血液颜色暗红，出血呈涌泉状。

小王：哦！这样呀。小杏，那出血量多会不会晕倒呀？

小杏：一般少于400毫升的出血不会有很明显的症状，但如果短时间内出血达到800毫升以上，则会出现脸色发白、出冷汗、手脚发凉、呼吸增快等表现，严重时会出现休克，即您所说的"晕倒"，从而危及生命。所以如果出血严重，一定要及时寻求救援。

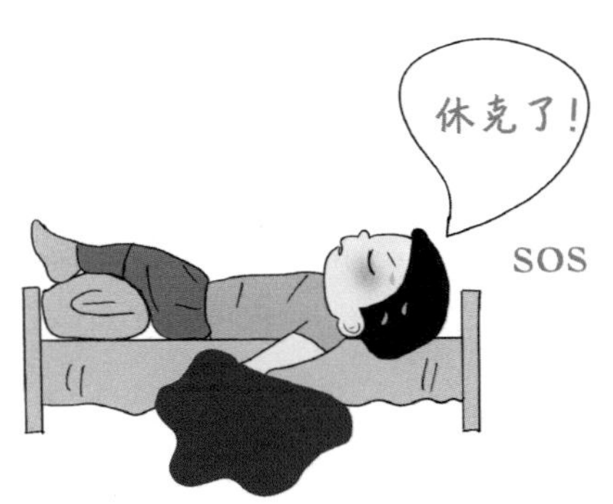

小杏支招

妙招一："清"——清创消毒

【操作方法】用生理盐水冲净伤口上的异物和血液，保持伤口干净清洁，情况紧急时可直接用凉开水或自来水冲洗伤口，清洗后用聚维酮碘（碘伏）消毒即可，有黏膜损伤时不可使用乙醇类消毒剂。

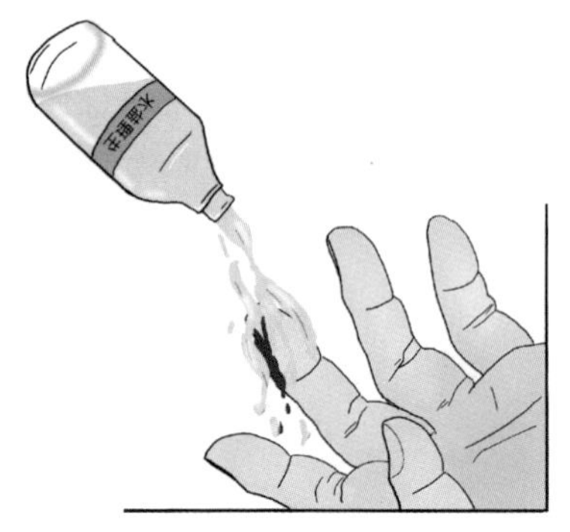

妙招二：“包”——包扎止血

【操作方法】先用消毒纱布或干净毛巾、布料盖住伤口，再用绷带(或三角巾、布带)加压包扎，并将肢体抬高，注意观察肢体末端的血液循环情况，若局部出现青紫、肿胀、发冷、麻木、疼痛、运动障碍以及脉搏细弱时，要立刻放松绷带。

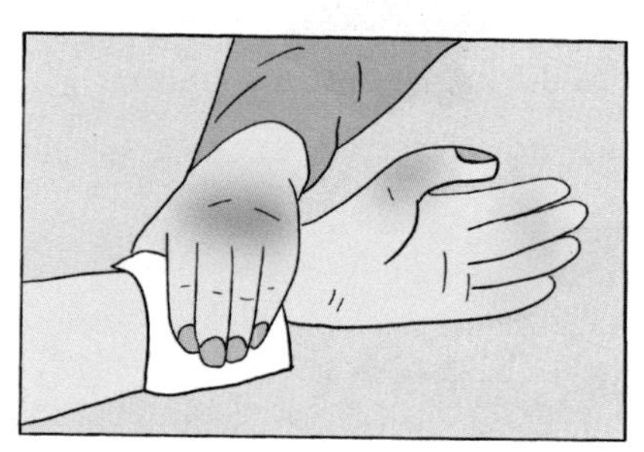

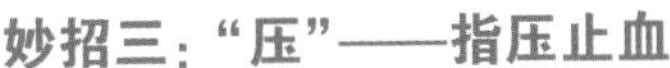

妙招三：“压”——指压止血

【操作方法】指压动脉止血法是最简单的止血方法，根据动脉的行走位置，用手指压迫伤口近心端的动脉，阻断其血运，能达到快速止血的目的。适宜于头、面、颈部和四肢的动脉出血。

妙招四：“涂”——云南白药止血

【操作方法】云南白药粉既可外敷，也可内服。

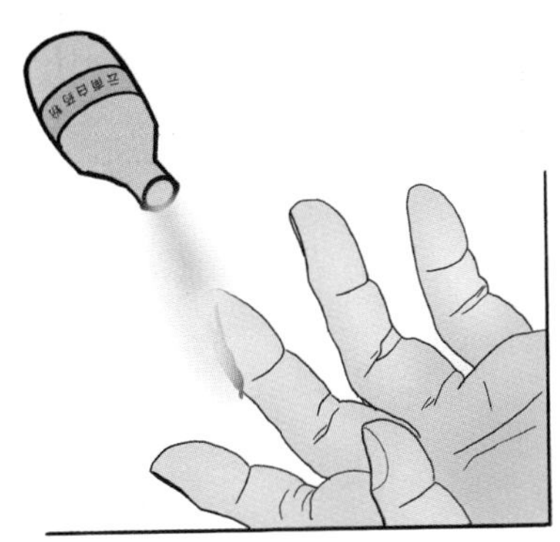

外敷：先将伤口进行清创、消毒，再将云南白药粉用白酒或凉开水调和之后涂抹在伤口处。

内服：适宜于严重创伤者，每次用温水调服 0.5 克，每日 2~3 次。严重跌打损伤或出血时可用黄酒送服药粉以增强止血效果，但需注意药粉药性较强烈，应酌情服用，仅轻伤时不必服用。

妙招五："捆"——止血带止血

止血带止血法一般适宜于四肢较大的动脉出血，或采用加压包扎后不能有效控制的大出血。用橡皮止血带捆扎出血部位近心端，也可用大三角巾、绷带、手帕、布腰带等代替橡皮止血带，捆止血带前先垫布块，或绑在衣服外面，以免损伤皮下神经。

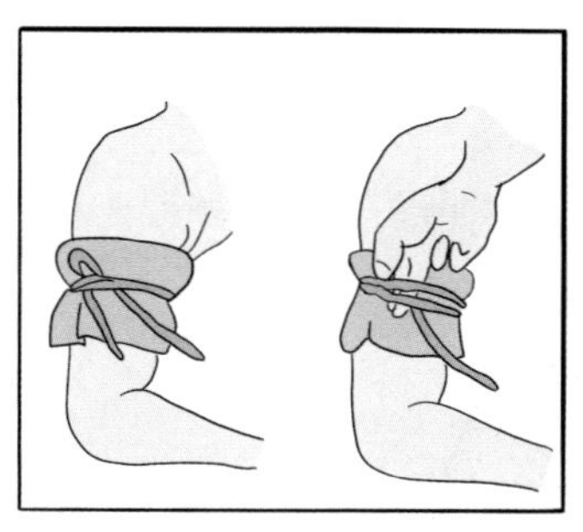

小杏食谱

1. 益气补血汤

【原　　料】猪脊骨 250 克，党参 4 根，大枣 3 枚，桂圆肉 8 颗，枸杞子 20 粒，芡实 40 颗，盐适量。

【制　　作】先将猪脊骨斩块，汆烫后洗净，再将猪脊骨、党参、大枣、桂圆肉、芡实放入炖锅内，倒入适量清水，加盖大火煲开，转中小火煲至剩一半水时，加入枸杞子再煲 10 分钟，加盐调味即可。

【用　　法】口服，每日 1 次。

【功　　效】益气补血。

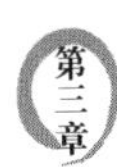

2. 藕节瘦肉汤

【原　料】藕节30克，花生衣10克，大枣2枚，瘦肉100克，盐适量。

【制　作】将藕节、花生衣洗净，大枣去核，瘦肉切块。将全部材料放入炖锅内，加水至八分满，炖1.5~2小时，加盐调味即可。

【用　法】口服，每日1次。

【功　效】清热凉血，止血。

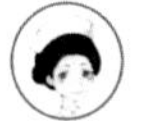

小杏叮嘱

如果发生创伤出血，需注意以下几点。

(1)保持创面清洁，切忌将烟灰、泥土等撒在伤口，以免引起伤口感染。

(2)包扎不可过紧，防止血运不畅。使用止血带时部位要准确，皮肤与止血带之间要加衬垫，切忌用绳索或铁丝直接加压，每隔10~20分钟放松1次，每次放松1~2分钟，放松时用指压动脉止血法止血，并尽快就医。

(3)包扎的敷料应及时更换，如伤口较大需要缝合者，应及时就医。

(4)加强营养，补充蛋白质，促进伤口愈合。

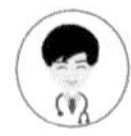

专家提醒

(1)在各种突发外伤中，出血是最常见的、最突出的症状。

(2)创伤出血常见于锐器损伤，如枪弹伤、刀伤、刺伤等，严重血管损伤可因失血过多而危及生命，应及时处理。

(3)在平时生活中要注意安全，避免外伤。

第八节　骨折

小明参加学校组织的足球比赛，对方球员不慎踢中小明右小腿，小明抱着小腿倒在地上，疼痛不已。老师立刻将小明送往医院，经过检查，小明被诊断为右胫骨骨折。

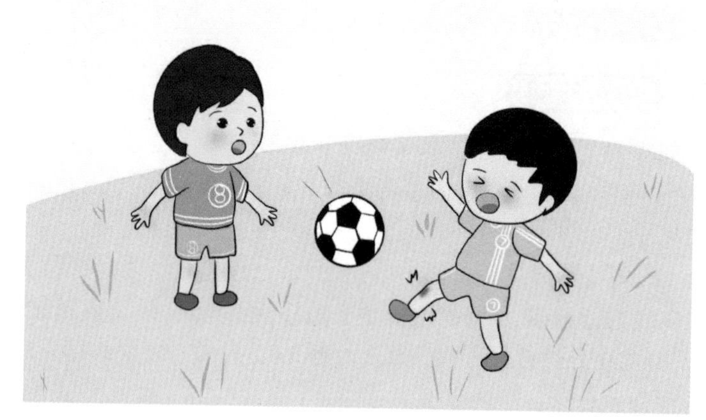

小杏答疑

老师：发生骨折后应该怎么处理？

小杏：对于骨折患者，急救时应将骨折部位进行临时固定，其目的是限制骨折断端活动，防止骨折周围组织的继发性损伤，减轻疼痛。可就地取竹板、椅子、木棒等固定，紧急情况下，也可利用健侧肢体或躯干进行临时固定伤肢。如果伤口有出血，可用绷带、三角巾或洁净的毛巾、被单、衣物等局部加压包扎止血，并正确、稳妥、迅速地转运至就近的医院进行治疗。

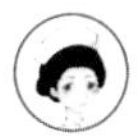

小杏支招

妙招一：包扎

包扎在外伤救护中应用广泛，使用的器械简便。包扎的目的是保护伤口，减少伤口感染和再损伤；局部加压，帮助止血；固定伤口上的敷料、夹板；扶托受伤的肢体，使受伤部位舒适安全，减轻疼痛。

1. 绷带包扎法

该法常用纱布或弹性绷带等，包扎时要掌握“三点一走行”，即绷带的起点、止点、着力点(多在伤处)和走行方向的顺序。在使用绷带包扎前，应先用无菌敷料覆盖伤口。常用的包扎方法有6种。

(1)环形包扎法：适宜于绷带包扎开始与结束或包扎手腕、颈、胸、腹部等粗细大致相等的部位。将绷带作环形重叠缠绕，每一环均将上一环的绷带完全覆盖。

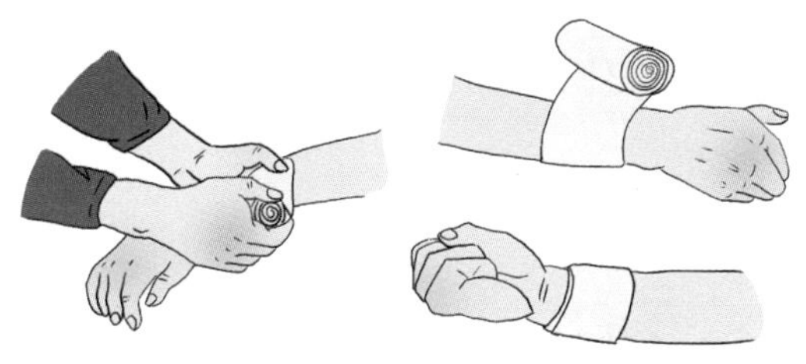

(2)蛇形包扎法：适宜于需将绷带由一处迅速延伸到另一处时，用于固定夹板、维持敷料。起始部将绷带以环形缠绕数周，然后以绷带宽度为间隔，斜形向上缠绕，各周互不遮盖。

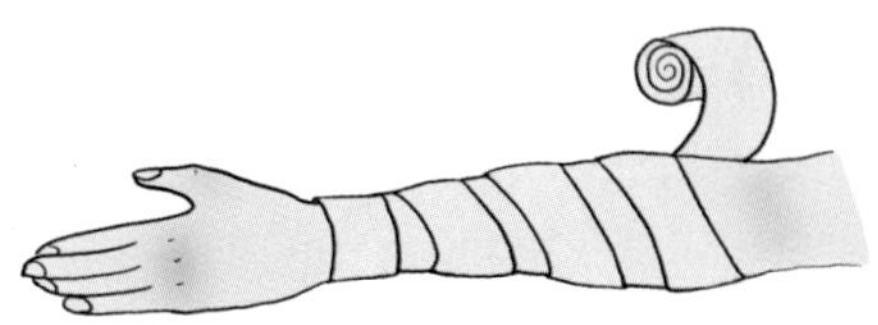

（3）螺旋包扎法：适宜于包扎直径基本相同的部位，如上臂、大腿、躯干等。将绷带斜形向上螺旋状环绕肢体，每旋绕一圈便将上一圈绷带覆盖 1/3 或 2/3。

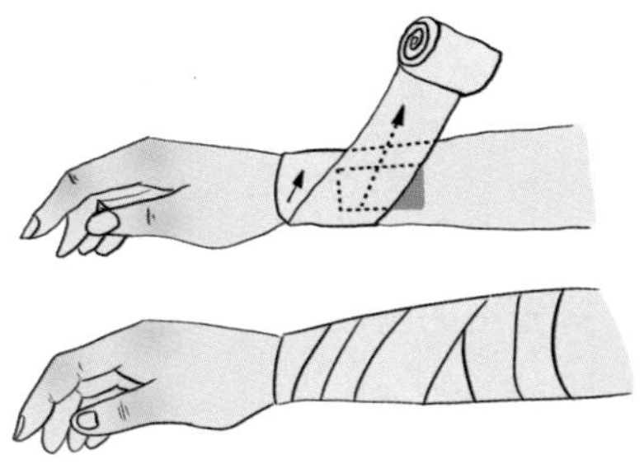

（4）螺旋反折包扎法：适宜于包扎粗细差别较大的前臂、小腿等。此法与螺旋包扎法基本相同，只是在必要时反折绷带一次，反折时用左手拇指按住反折处，右手将绷带反折向下拉紧缠绕肢体，但绷带反折处要注意避开伤口和骨突起处。

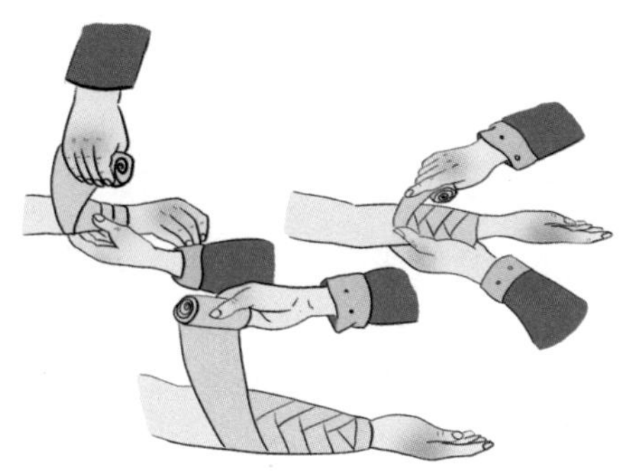

(5)"8"字包扎法：适宜于手掌、肘、膝、踝、肩部关节及附近部位的伤口。先用绷带的一端在伤口的敷料上环形环绕两圈，然后在伤处上下将绷带先由下而上，再由上而下，重复做"8"字形缠绕，每缠绕一圈覆盖前圈的1/3～1/2，直到完全覆盖伤口。

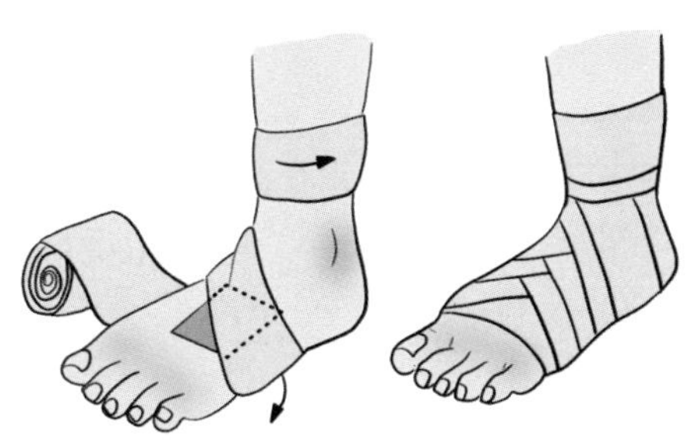

(6)回返包扎法：适宜于包扎有顶端的部位，如头部、肢体末端、断肢残端。环形起始后，第一周常从中央开始，之后来回返折，直到该端全部包扎后再做环形固定。

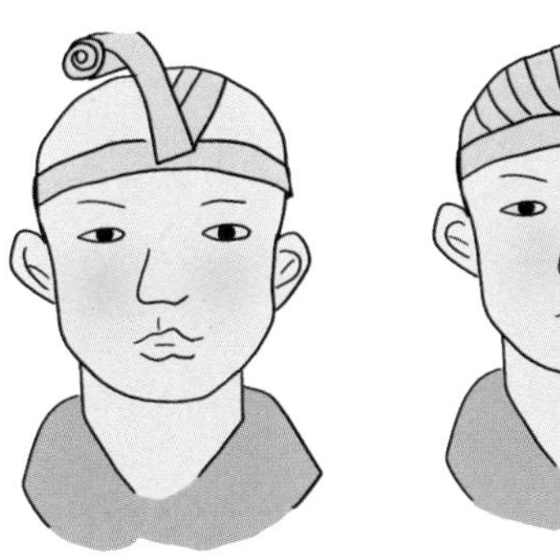

2. 三角巾带包扎

因受伤部位不同而包扎方法各异。制式三角巾底边长 130 厘米，侧边长 85 厘米，高 65 厘米，顶角有一条 45 厘米的系带，可按需要折叠成不同的形状。包扎时注意边要固定，角要拉紧，中心伸展，敷料贴紧。

（1）头面部包扎法：

1）帽式包扎法：常用于包扎额部、枕部及头顶部等。将三角巾从底边 3 厘米处折叠，折好后盖在患者头部，三角巾中心在眉毛中心上方，顶角经头顶垂于枕后，将三角巾两端绷紧拉至耳后，向内拧紧后交叉，再绕至前额打结固定。

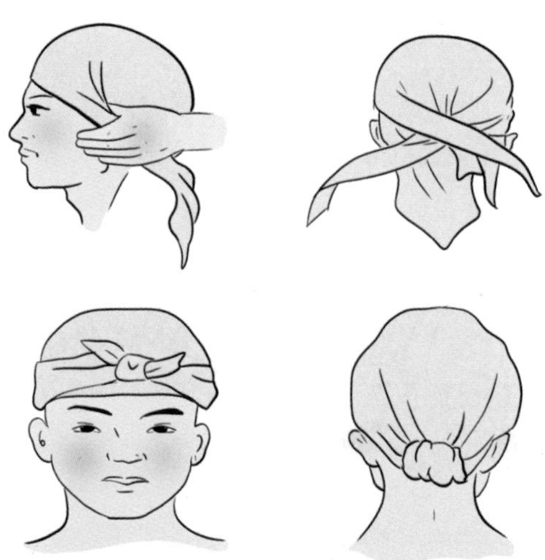

2）风帽式包扎法：常用于包扎头顶部和两侧面颊、枕部的外伤。将三角巾顶角和底边中点各打一结，将顶角结置于前额部，底边结放于枕后，后将两底角拉紧包绕下颌至枕后打结固定。

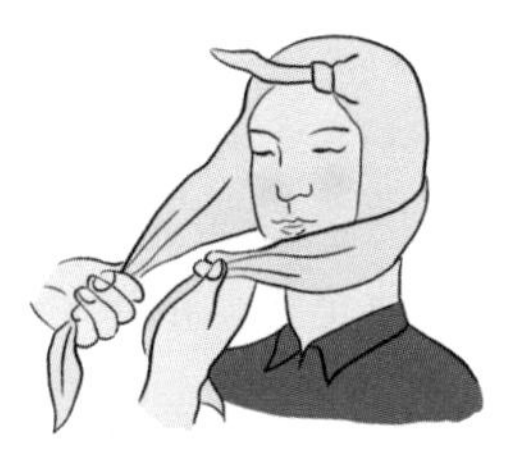
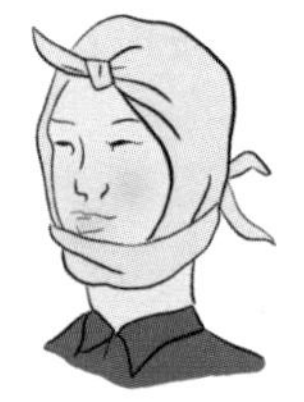
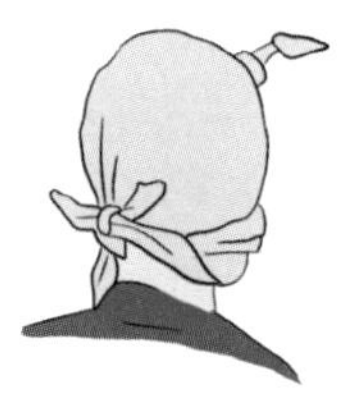

（2）眼部包扎法：

1）单眼包扎法：将三角巾折成 4 指宽的带状，将上 1/3 处斜盖住伤眼，下 2/3 从耳下端绕向脑后至健侧，在健侧眼上方前额处反折，转向伤侧耳上打结固定。

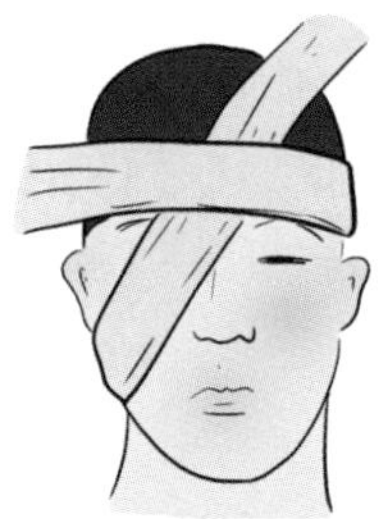
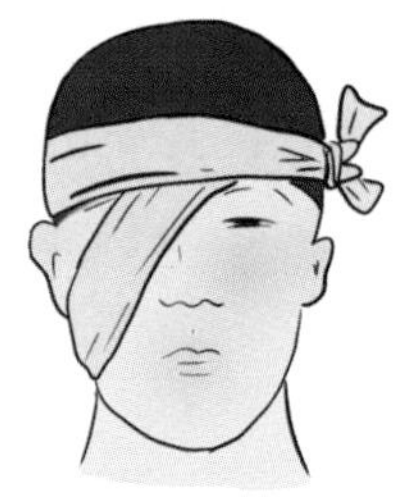

2）双眼包扎法：将三角巾折成 4 指宽的带状，中段置于头后枕骨上，两旁分别经耳上拉向双眼，在鼻梁处交叉，再持两端分别从耳下拉向头后枕下部打结固定。

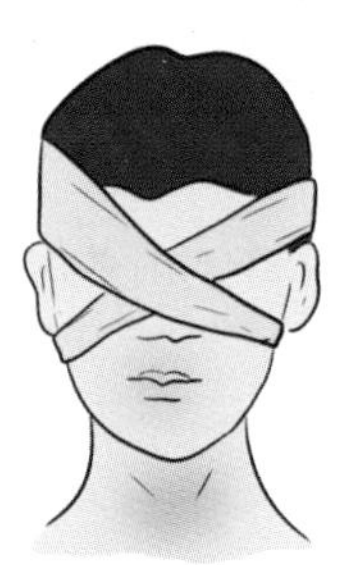
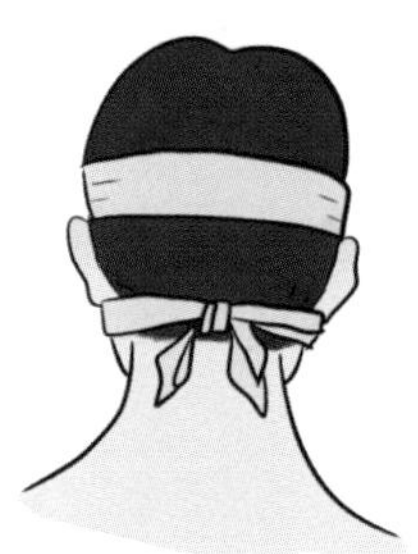

（3）耳部包扎法：将三角巾折成5指宽的带状，包扎单耳时，一端从枕后斜向前上绕行，包住伤耳，另一端从前额绕至健侧耳上，两端交叉打结固定。双耳包扎时带子的中段置于枕后，两端均从枕后斜向前上绕行，包住双耳，在前额交叉，环绕头部打结固定。

（4）下颌包扎法：将三角巾折成4指宽的带状，留出顶角的带子并置于枕后，两端经耳下绕向前，一端托住下颌至对侧耳前，与另一端交叉后在耳前向上绕过头顶，另一端交叉后向下绕过下颌，经耳后拉向头顶，将两端和顶角的带子一起打结固定。

（5）胸、背部包扎法：背部包扎方法与胸部相同，只是位置相反，打结固定于胸前。胸部包扎法的操作步骤如下。

1）单胸包扎法：将三角巾顶角对准受伤一侧肩部，底边向内折3~5厘米。三角巾底边两端绕向背后打结，再与三角巾顶角系带打结固定。

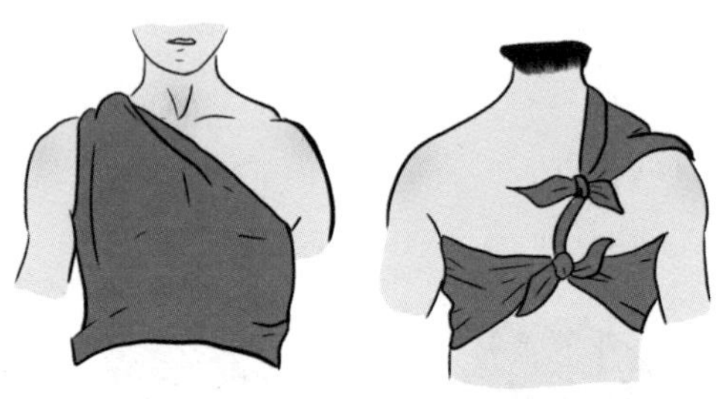

2）双胸包扎法：将三角巾折成燕尾巾，两燕尾角向上置于患者双肩并覆盖前胸，将顶角系带与一侧底部相交打结，再将燕尾两角绕顶角系带在背后“V”字形打结固定。

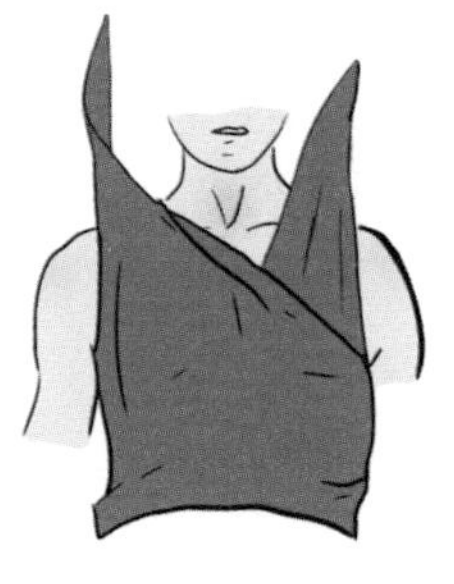
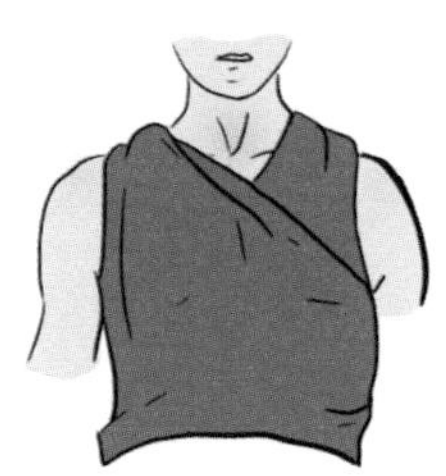

(6)肩部包扎法:

1)单肩包扎法:将三角巾折成燕尾巾,夹角朝上,向后的一角压住向前的一角,放于伤侧肩部,燕尾底边绕上臂在腋前方打结固定,再将燕尾两角分别经胸、背部拉到对侧腋下打结固定。

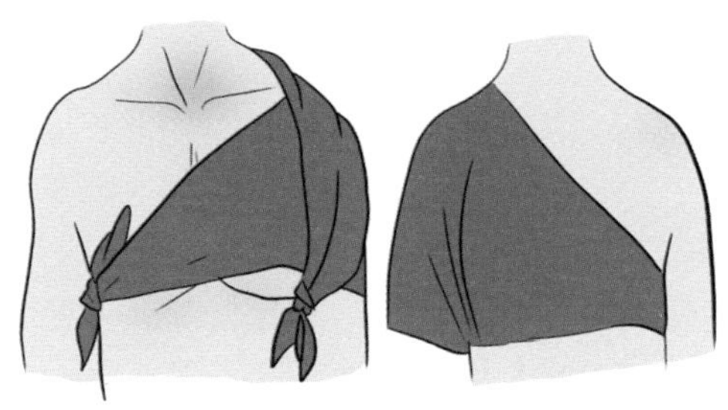

2)双肩包扎法:将三角巾底边放在两肩上,两侧底角向前下方绕腋下至背部打结,顶角系带翻向胸前,在一侧肩前扎紧固定。

(7)腹部包扎法:三角巾底边向上,顶角向下横放在腹部,两底角围绕到腰后部打结,顶角向两腿间拉向后面与两底角连接处打结固定。

(8)臀部包扎法：

1)单臀包扎法：将三角巾折成燕尾巾，燕尾夹角对准大腿外侧中线，燕尾巾大片放在臀部，将其顶角系带围绕腰部打结，然后将三角巾两底角拉紧，在大腿根部打结固定。

2)双臀包扎法：将两条三角巾的顶角打结，打结部置于腰骶部，然后将上面两底角由背后绕到腹前打结，下面两底角分别从大腿内侧向前拉，在腹股沟部与三角巾底边打结固定。

(9)四肢包扎法：

1)上肢包扎法：将三角巾一底角打结套在伤侧手上，另一底角沿手臂后侧拉至对侧肩上，顶角包裹伤肢适当固定，前臂屈曲至胸前，拉紧两底角在后背处打结固定。

2)膝、肘关节包扎法：将三角巾折成适当宽度的带状，盖住膝关节或肘关节，在腘窝或肘窝处交叉，两端返绕关节后打结固定。

3)手(足)部包扎法：先将手(足)置于三角巾底边上方，再将顶角反转，盖过手(足)背，使两垂端环绕腕(踝)关节后打结固定。

妙招二：固定

固定前要先止血、包扎伤口。包扎时，暴露的骨折端不能送回伤口内，夹板固定范围应超过骨折上下相邻的两个关节，宽度适宜，夹板与皮肤之间尤其骨突和空隙部位要垫适量的棉垫、衣服或毛巾等，活结打在夹板一侧，松紧适当，指(趾)要露出。无夹板时，可用树枝、木棒、硬纸板等替代。

1. 颈椎骨折固定

患者取仰卧位，一人用手固定患者头部于正中位，另一人将毛巾、三角巾折成带状置于患者颈后，两侧加毛巾或衣物，拉紧固定。

2. 锁骨骨折固定

(1)单侧锁骨骨折固定：用三角巾将患侧手臂悬挂在胸前，限制上肢活动。

(2)双侧锁骨骨折固定：用一条带状三角巾环绕两个肩关节，在两肩过度后张的情况下，在背部将底角拉紧做“8”字形打结固定；或在患者背部放“T”型夹板，分别在两肩及腰部用绷带包扎固定。

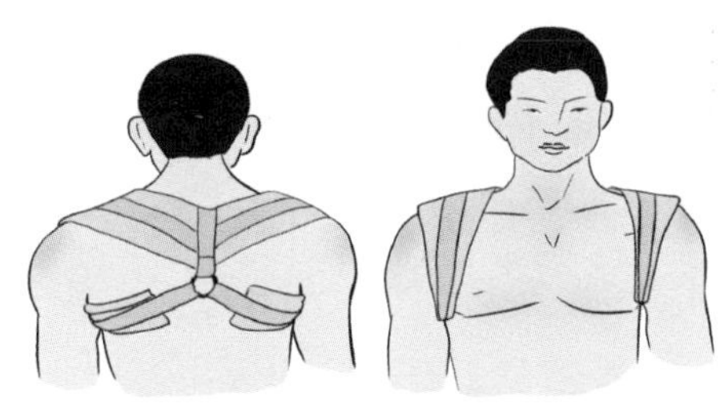

3. 胸、腰椎骨折固定

患者平卧在硬质木板上，双上肢置于身体两侧，双下肢伸直，在伤处垫一薄枕，用带子分段将患者固定，使之不能左右转动。

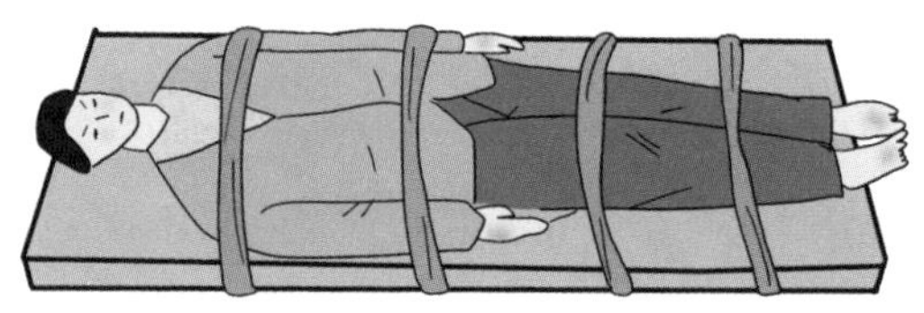

4. 上臂骨折固定

患者屈肘90°，上臂以夹板固定，前臂呈中立位，用三角巾将上肢悬吊于胸前，或用三角巾折叠成10~15厘米宽的条带，中央正对骨折处，先将上臂固定在躯干上，于对侧腋下打结，再用小悬臂带将前臂悬吊于胸前。

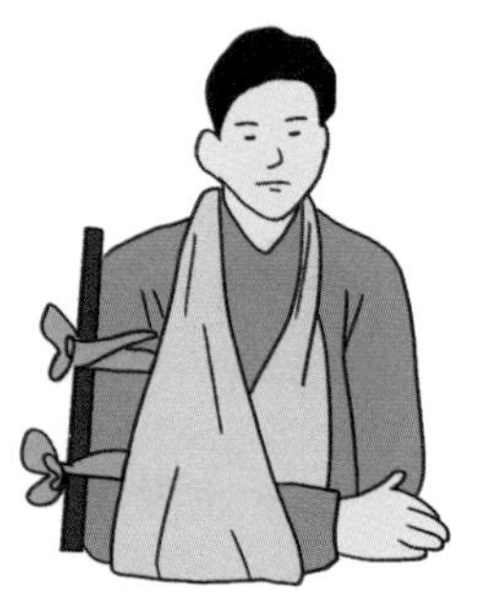
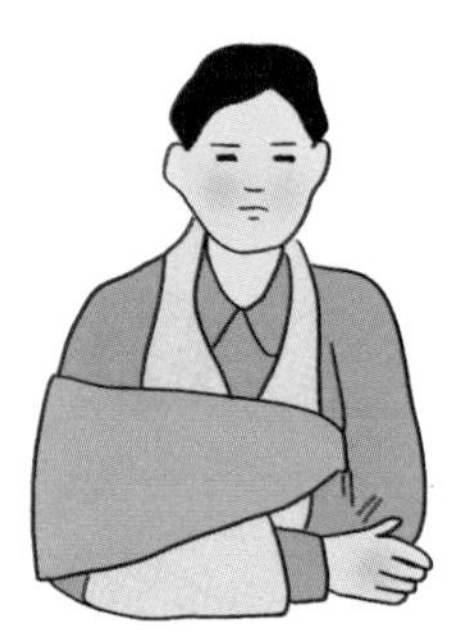

5. 前臂及腕部骨折固定

患者屈肘90°，拇指向上。用两块夹板分别置于前臂的掌侧和背侧，背侧夹板两端分别超过肘关节和腕关节，用绷带固定后，再通过三角巾悬吊前臂于胸前。

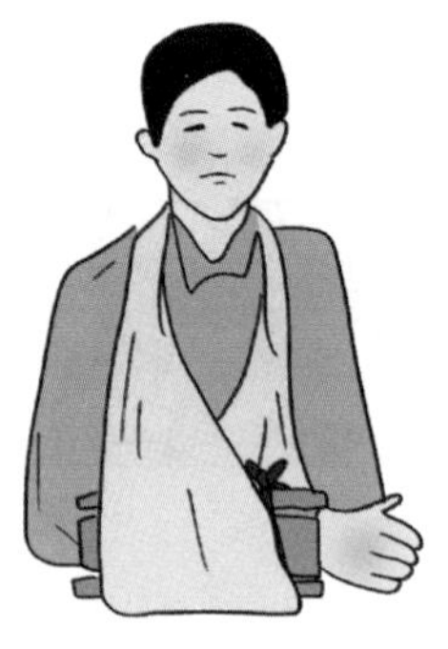
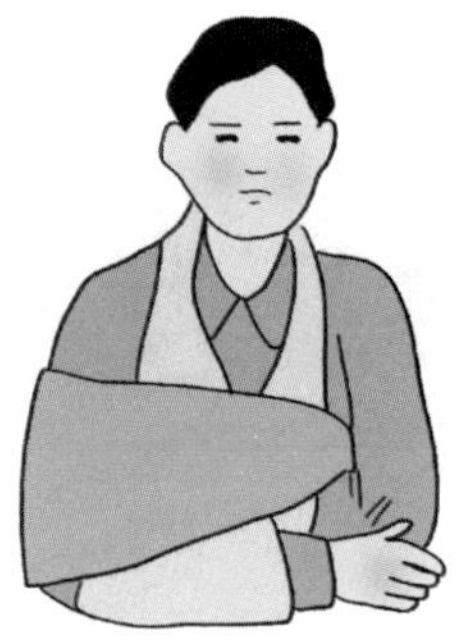

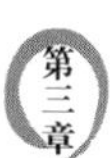

6. 骨盆骨折固定

用大块包扎材料对骨盆做环形包扎，使患者仰卧于硬担架或门板上，膝部稍弯曲并于膝下加垫。

7. 大腿骨折固定

合理移动伤腿，取一长夹板放在伤腿的外侧，长度为自足跟至腰部或腋下，另用一短夹板置于伤腿内侧，长度为自足跟至大腿根部，在关节、腰部及空隙处垫棉垫，用三角巾分段将夹板固定。若无夹板，救护者可将患者双下肢并拢，中间空隙处加衬垫，将健肢和伤肢分段固定在一起。

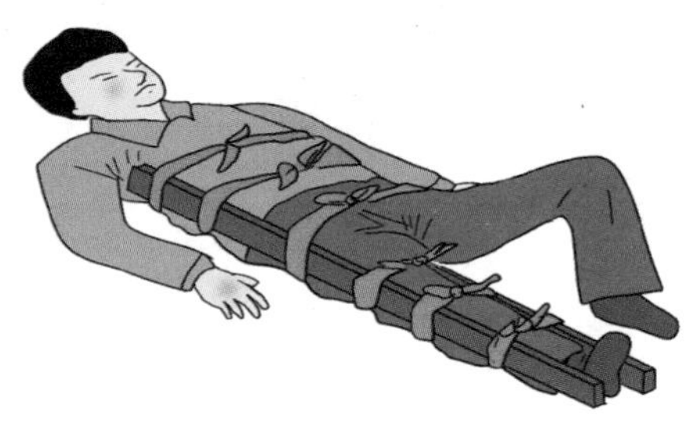

8. 小腿骨折固定

选用长度相同的夹板（超过膝、踝两关节）两块，分别放于小腿内、外侧，空隙及关节处垫棉垫，用三角巾分段将夹板固定。若无夹板，救护者可将双下肢并列对齐，分段将双腿固定在一起。

妙招三：搬运

1. 徒手搬运

该法适宜于现场无任何搬运工具，伤情不是很严重、转运路途较近时。

（1）单人搬运法：包括扶持法、抱持法、背负法等。

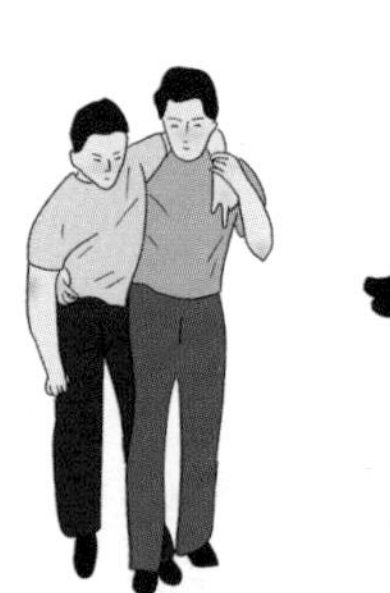
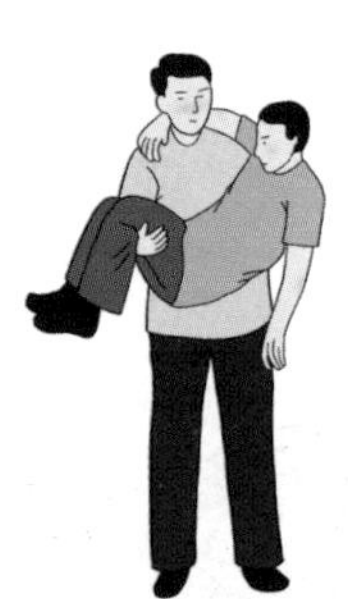
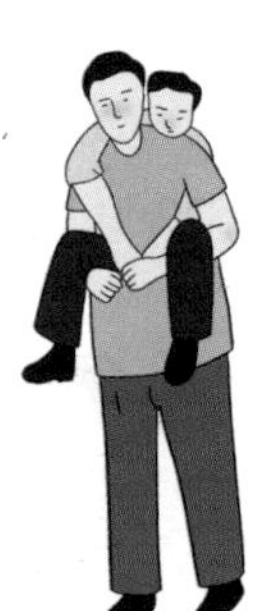

（2）双人搬运法：

1）椅托式：两个救护者在患者两侧对立，右膝或左膝跪地，各以一手伸入患者大腿下并互相握紧，另一手交替扶住患者背部，抬起。

2）拉车式：一个救护者站在患者身后，两手从腋下将其抱在胸前，另一个救护者先跨在患者两腿中间，用双手抓住其双膝关节处，两个救护者相互配合慢慢将患者抬起，同步前行。

3）平抬式：两个救护者站在患者同侧，一人抱住患者肩部、腰部，另一人抱住患者臀部，齐步平行走或一前一后、一左一右将患者平抬搬运。

4）轿扛式（四手抬式）：两个救护者相对，四手互握于手腕部，患者坐于其上，双手搭在救护者肩上，抬起前行。

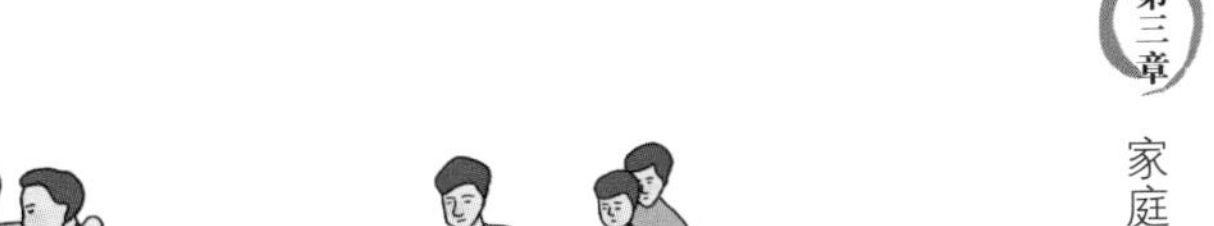

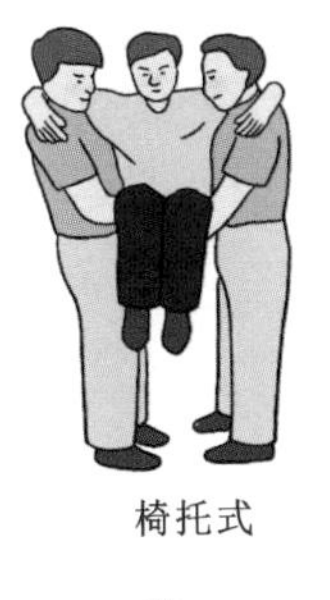

椅托式

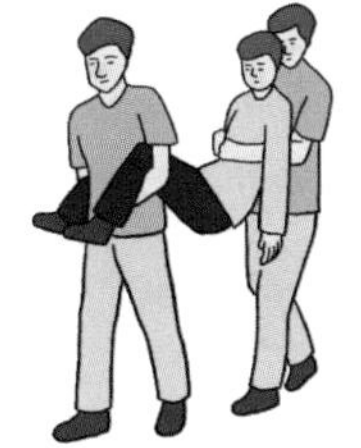

拉车式

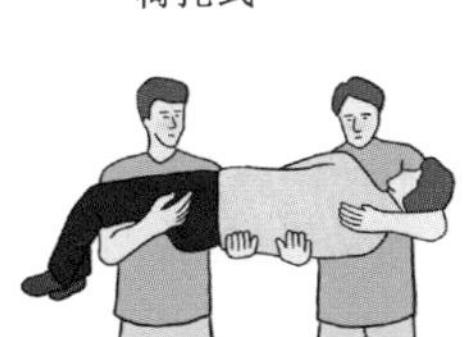

平抬式

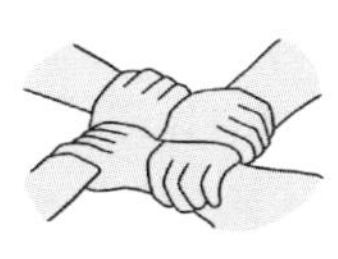

轿扛式

(3)三人搬运法：3 个救护者站在患者的一侧，分别将患者颈部、背部、臀部、膝关节、踝关节等部位同时水平抬起。若救护者超过 4 个，救护者可相对站在患者两侧，步调一致地将患者抬起。

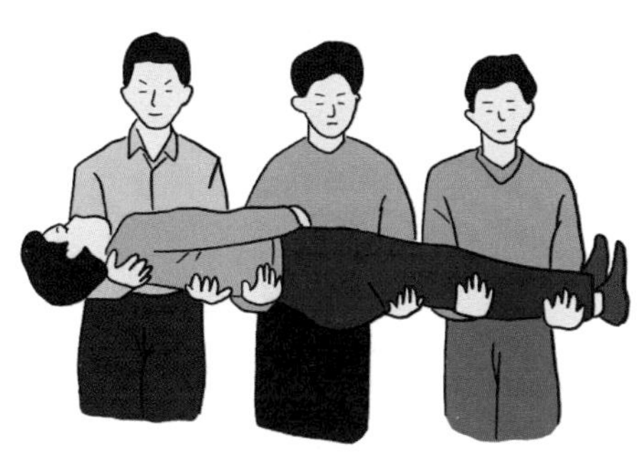

三人搬运法

2. 担架搬运

尽量运用担架搬运，如果没有担架可使用座椅、门板等代替。判断或怀疑有脊柱骨折者要用硬的担架搬运。

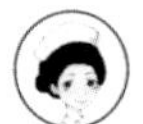

小杏叮嘱

救助者在救人时，一定要注意以下几点。

(1)迅速判断环境和伤情，动作应准、快、柔，先救命后治伤。

(2)先对患者进行止血、包扎和固定。

(3)搬运要有明确的目的，患者应头在后，脚在前，上下坡或乘梯时要保持患者的水平状态。

(4)救助者置患者于卧位，昏迷者使其头偏向一侧，如果有脑脊液从耳、鼻漏出，救助者不应惊慌，也不用进行填塞，应立即将患者头部抬高30℃，便于引流。

(5)救助者应随时观察患者伤情并及时处理。

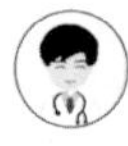

专家提醒

(1)骨折常为较严重的创伤所致，骨折伴有或导致的重要组织、器官的损伤有时比骨折本身更严重，甚至可以危及患者的生命。在现场急救时不仅要处理骨折，更要注意全身情况的处理。骨折急救的目的是用最简单、有效的方法抢救生命。

(2)保护患肢并迅速转运至医院，以便尽快妥善处理。

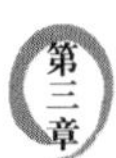

第九节　颅脑外伤

午饭时间，一辆疾行的小车撞上了骑摩托车送外卖的小刘，小刘连人带车被抛到几米外的地上，随即头部流血，小刘自述头痛明显。小车司机立即拨打了 120。

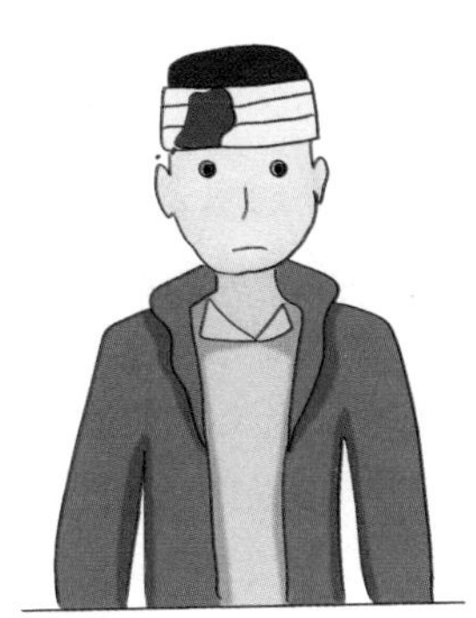

小杏答疑

司机：小杏，请问他现在情况怎样？

小杏：患者头颅部外力撞击，出现了头皮创伤。虽然 CT 等检查暂时没有发现颅内的异常，但是患者头皮有出血，须进行头皮伤口缝合、止血，并住院治疗。

司机：如果发现颅脑损伤，可以搬动吗？

小杏：不可随意搬动。如果口腔内有异物，应马上清除，保持呼吸道通畅，昏迷者予平卧位，头偏向一侧。疑有颈椎骨折者，取平卧头正位，出现呕吐时，即刻取侧卧位，翻身时一定要保持头、颈、胸呈一直线，等待专业医护人员到达。

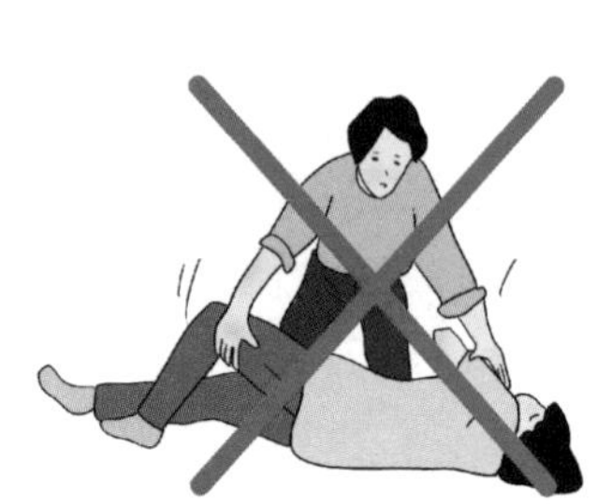
不要随意搬动患者

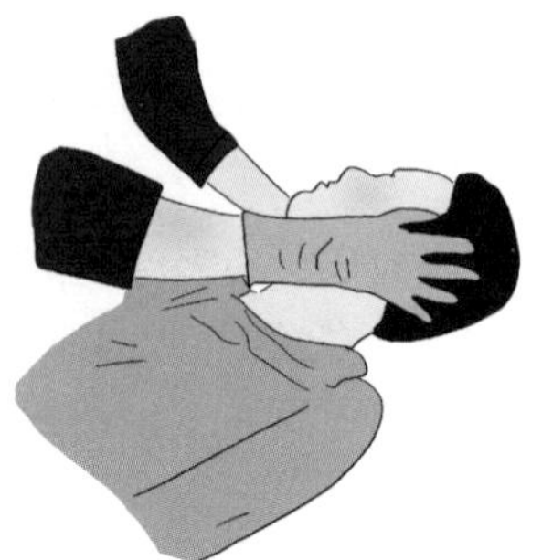
呕吐时头偏向一侧

司机：好的，他能完全恢复到以前的状态吗？

小杏：现在还需严密观察病情，我们会尽力救治。不过很多颅脑外伤者恢复期会出现一些后遗症。脑外伤后遗症又称脑外伤后综合征，是指脑外伤患者在恢复期以后，长期存在的一组自主神经功能失调或精神性症状，包括头痛、神经过敏、易怒、注意力集中障碍、记忆力障碍、头晕、失眠、疲劳等，对生活会存在一定的影响，后续还需慢慢调理。

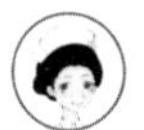
小杏支招

妙招一：耳穴压豆

【操作方法】选取耳部神门、颞、额、枕等穴位，先用耳穴探测棒找到穴位阳性点，即探测有酸麻胀痛等感觉，再用乙醇消毒耳部，准确粘贴王不留行籽，并予轻柔按压 2 分钟，每日 3~5 次。

【适用人群】颅脑外伤后头痛者。

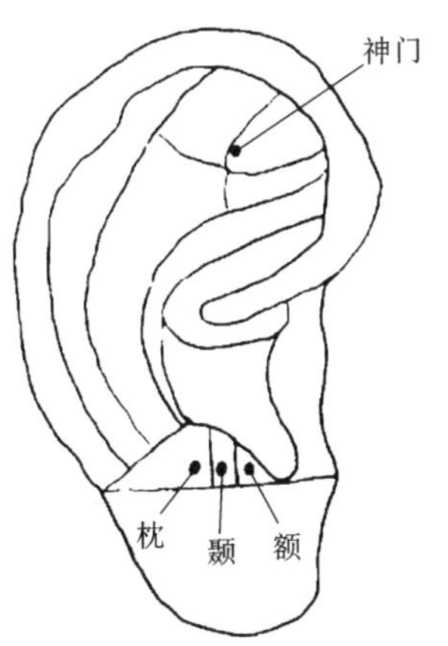

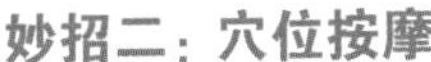

妙招二：穴位按摩

【操作方法】选取双侧太阳、合谷、内关、曲池穴，先用指禅法放松头部，再选取太阳穴顺时针、逆时针各按摩 20 次后，由轻到重拿捏合谷穴 5 分钟，最后按摩内关、曲池穴各 3 分钟。

【适用人群】适宜于颅脑外伤后头痛、焦虑者。

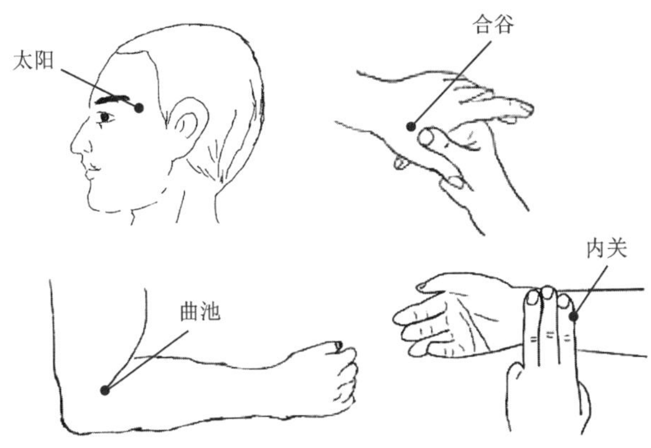

妙招三：艾灸疗法

【操作方法】选取百会、印堂、神庭、风府、风池、率谷等穴位，清洁皮肤后，将点燃的艾条悬穴位上进行熏灸，注意与穴位保持2~3厘米的距离，每个穴位灸15~20分钟，直至皮肤出现红晕为止，每日1次，操作时注意防止烫伤。

【适用人群】适宜于外伤后眩晕、头胀痛、心悸、健忘、失眠等患者。

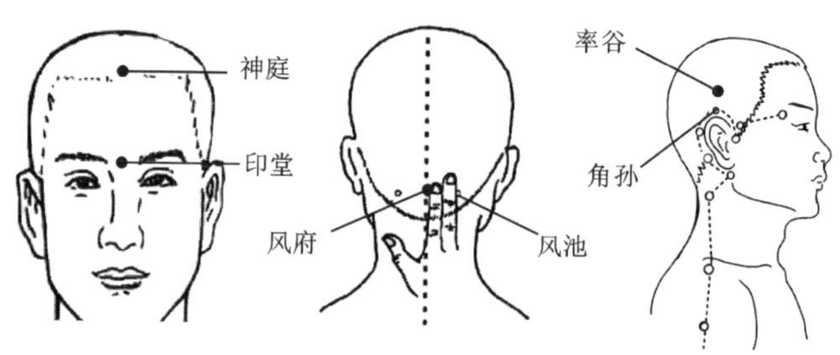

小杏食谱

1. 参杞核桃粥

【原　　料】西洋参5克，枸杞子、核桃仁各10克，小米100克，冰糖适量。

【制　　作】将上述原料同入锅中，熬粥，最后加入冰糖调味。

【用　　法】每日1次，分数次食用。

【功　　效】补气养血。适宜于外伤后头痛、头晕、失眠者。

2. 归参鳝鱼煲

【原　　料】党参 20 克，当归 15 克，鳝鱼 500 克，盐、料酒各适量。

【制　　作】将鳝鱼切段，党参、当归同入锅，倒入适量清水，大火煮沸去沫，文火炖煮 1 小时，盐、料酒调味。

【用　　法】口服，每周 3 次，每次 200 毫升。

【功　　效】疏通经脉，益气活血。适宜于外伤后头痛、头晕者。

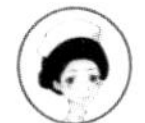

小杏叮嘱

小杏：颅脑外伤后，现场处理要点如下。

(1)不随意搬动患者。

(2)迅速止血：就地选取相对干净的布料进行加压包扎、止血。切忌现场拔出致伤物。

(3)防止颅内继发感染：若有血液或清水(脑脊液)从耳、鼻流出，此时应让患者取平卧位，患侧向下，让血液或清水(脑脊液)顺利流出来，切忌堵塞。

(4)防止误吸：患者应取平卧位，不垫枕头，头后仰，偏向一侧。

(5)保持呼吸道通畅：若患者呼吸困难、嘴唇发绀，救助者应用双手托起下颌角，清除口腔异物。

(6)心肺复苏：若患者神志不清，大动脉搏动消失，救助者应立即进行胸外心脏按压，不要试图用拍击或摇晃的方法去唤醒昏迷的患者。

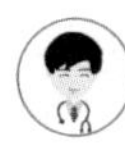

专家提醒

颅脑外伤致死率、致残率都比较高，救护时应保持呼吸道通畅，及时消除咽部血块和呕吐物，如发生呕吐，应及时将患者头转向一侧以免误吸，使患者平卧，头部抬高，并注意保暖。

第十节 食物中毒

暑假，小明一人在家，中餐吃了前一天的剩饭菜。妈妈下班后，他捂着肚子，告诉妈妈腹部疼痛，还出现了呕吐。妈妈立即带着小明去医院。

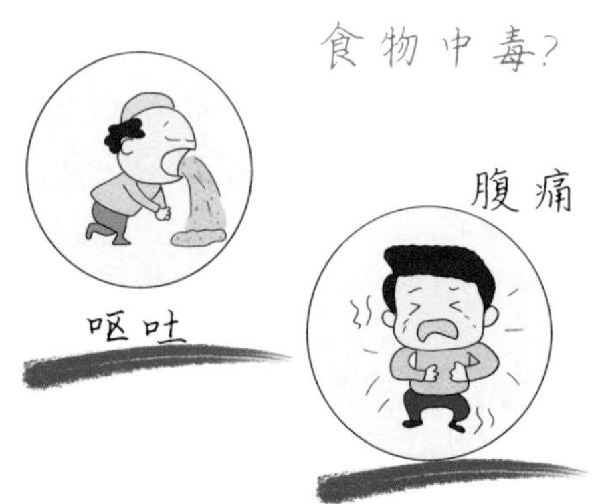

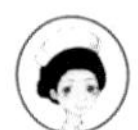

小杏答疑

小明妈妈：小杏，我孩子突然肚子痛、呕吐，是不是吃错了东西？

小杏：从您反馈的情况来看，应该是吃了隔夜变质的食物。夏季气温高，适合细菌生长繁殖，人吃了被细菌及其毒素污染的食物后，可出现恶心、呕吐、腹痛、腹泻等急性胃肠炎症状。所以夏季一定要注意饮食卫生，不吃不洁、变质的食品，消灭苍蝇、鼠类、蟑螂等传播媒介。

小明妈妈：听说严重的食物中毒会有生命危险，是真的吗？

小杏：是的，如果上吐下泻严重，身体出现脱水的症状（如头晕、口干、眼窝下陷、睁眼困难、肢体冰冷、脉搏细弱、血压下降等情况）没有得到及时处理，人就会出现休克进而危及生命，所以疑似食物中毒应及时就医。

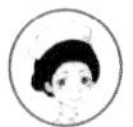 **小杏支招**

妙招一：催吐法

【操作方法】 如果在进餐后1～2小时内，进食者可采取催吐的方法促进食物排出。取食盐20克，加入开水200毫升，冷却后一次性喝下，如果没有呕吐，可以多喝几次，或用鲜生姜100克，捣碎取汁，用温水200毫升冲服，或用手指头、勺柄等压住舌根，刺激咽后壁，引发呕吐，注意动作轻柔，避免损伤咽部。

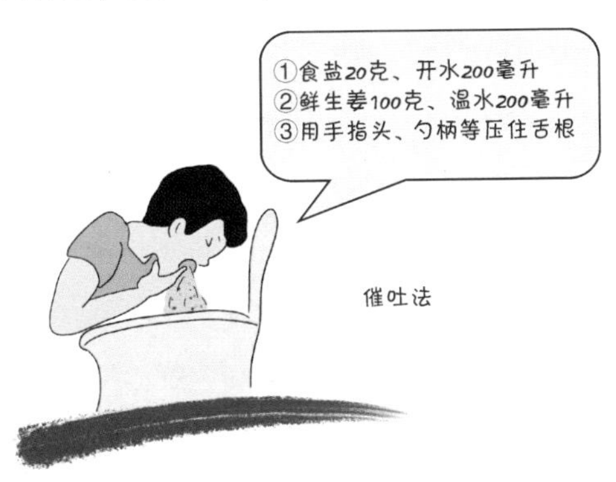

催吐法

妙招二：导泻法

【操作方法】如果在进餐2小时以后，进食者精神状况较好，可服用泻药促使胃肠道中的毒素尽快排出。可用大黄30克煎服，或用番泻叶15克煎服或用开水适量冲服，以达到导泻的目的。

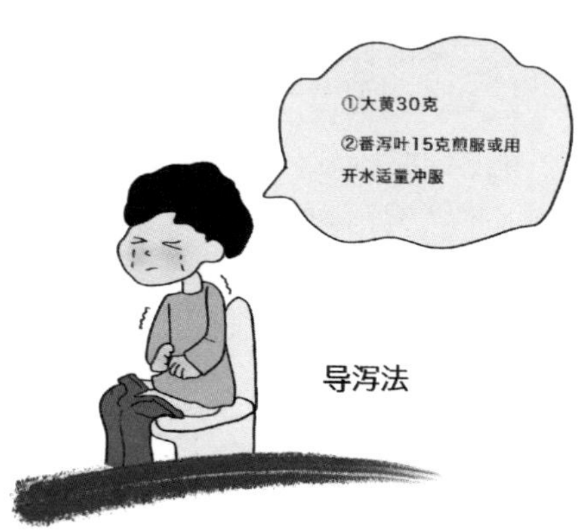

妙招三：解毒法

【操作方法】如果是鱼、虾、蟹等引起的中毒，进食者可取食醋100毫升，加入水200毫升，稀释后一次性服下，也可取紫苏30克、生甘草10克煎煮服用。

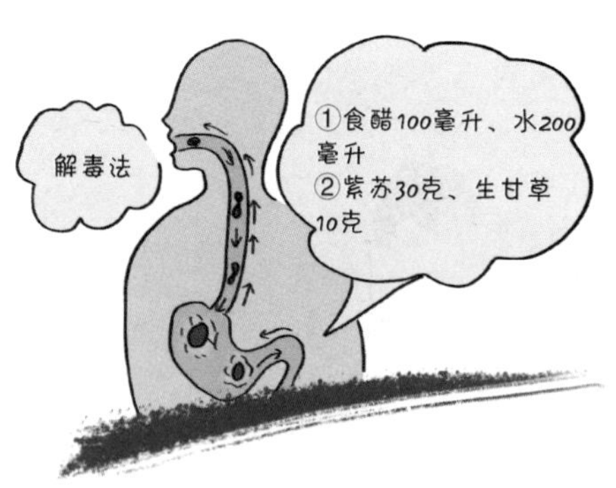

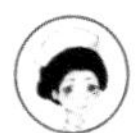

小杏食谱

1. 绿豆甘草茶

【原　　料】绿豆 60 克，甘草 15 克。

【制　　作】将二者研为粗末，置入热水瓶中，倒入适量沸水，加盖焖 20~30 分钟。

【用　　法】代茶饮用。早晚各 1 次，必要时每 6 小时 1 次。

【功　　效】清热解毒。适宜于食物中毒、有机磷农药中毒及毒蕈中毒的患者。

2. 紫苏生姜茶

【原　　料】生姜、紫苏叶各 30 克。

【制　　作】将药物捣碎，置热水瓶中，倒入适量沸水，加盖焖 15 分钟后即可服用。

【用　　法】代茶饮用。每日 2 次。

【功　　效】解鱼蟹毒。适宜于鱼、蟹中毒引起腹痛、呕吐、腹泻等症状的患者。

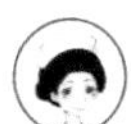

小杏叮嘱

(1) 不吃毒蘑菇、未炒熟的四季豆、发芽的土豆、腌制食品等；不生吃海鲜、河豚等食物；不吃过期、霉变的食品，不吃病死的禽、畜类。

(2) 注意饮食卫生，蔬菜瓜果要洗净，生、熟食品应分开处置，厨房用具应分开使用。

(3) 不选择卫生条件差的餐馆，不去路边摊就餐。

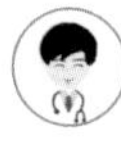

专家提醒

(1)食物中毒分为细菌性食物中毒(如大肠埃希菌)、化学性食物中毒(如农药)、动植物性食物中毒(如河豚、扁豆、四季豆)和真菌性食物中毒(如毒蘑菇)。症状以恶心、呕吐、腹痛、腹泻为主,往往伴有发热,严重者会出现脱水、酸中毒,甚至休克、昏迷等症状。

(2)一旦出现上吐下泻、腹痛等症状,应立即停止食用可疑的食物,保存导致中毒的食物样本,保留呕吐物、排泄物,以方便医生确诊和救治。同时立即拨打120电话呼救。

(3)呕吐、腹泻、腹痛剧烈者暂禁食。如在呕吐物中发现血性液体,则提示可能出现了消化道或咽部出血,应停止催吐。昏迷时不宜催吐,以免引起窒息。不要随意服用止泻药,以免贻误病情。

第十一节　溺水

炎热的暑假,高中生小刘和小李一起去河边游泳,游到一半时小李突然在水中扑腾,小刘赶紧游过去将他营救上岸,此时小李剧烈咳嗽、呼吸急促,咳出粉红色泡沫样痰,全身皮肤发绀。小刘赶紧拨打120电话,并向周围人员呼救,同时赶紧将小李口、鼻腔内的异物清除,保持呼吸道通畅,等待救护车到达,最终将小李送到了医院。

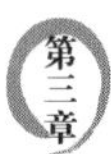

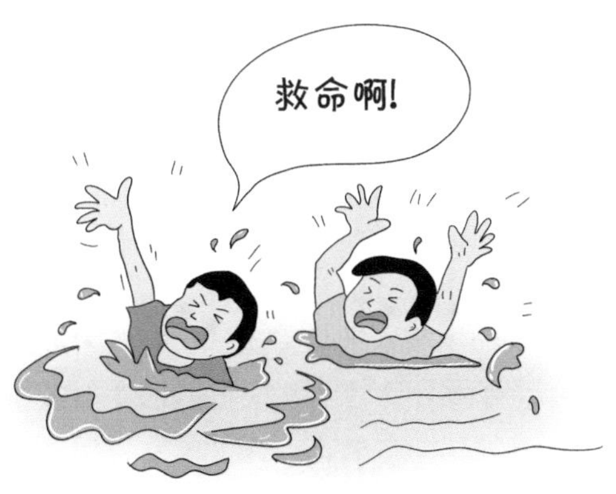

小杏答疑

小刘：小李会游泳，为什么还会溺水？

小杏：游泳前应做全身准备活动，如充分活动关节、放松肌肉，防止腿部痉挛。如果游泳时出现腿部抽筋，不要慌张，边呼喊边自救，可做仰泳姿势，用手抓住脚趾，小腿用力前蹬，奋力向浅水区或岸边靠近。

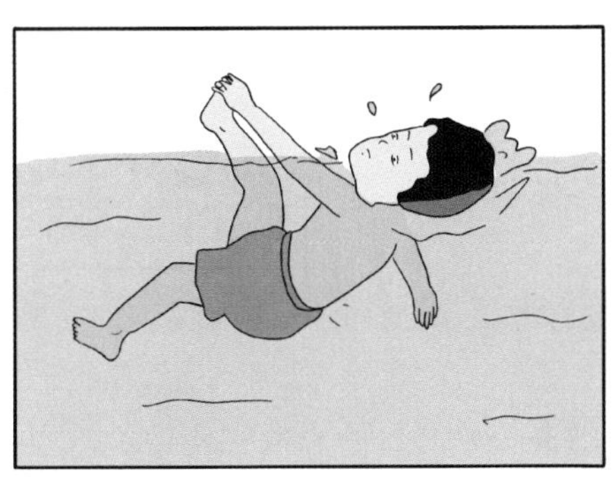

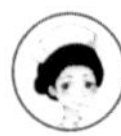

小杏支招

妙招一：水中营救

救助者在初步营救和复苏中发挥关键作用，但同时救助者在尝试营救时也易发生危险，因此除非非常必要，否则千万不要妄自下水。救助者可将木棍或衣服等作为救援设施递送给溺水者，并让其尽量抓住。如果溺水者离岸不远，扔绳索或漂浮救援设施也是可行的。如果不得不下水营救，可借助浮力救援设备或船接近溺水者，切忌一头扎进水里去救人，因为这样可能会影响救助者的视野，并且可能增加脊柱损伤的风险。救助者应镇定，尽可能脱去衣裤，尤其要脱去鞋靴，迅速游到溺水者附近，并从背后接近溺水者，一手托着其头颈，将面部托出水面，或抓住腋窝仰游，将溺水者救上岸，救护时应防止被溺水者紧紧抱住。

妙招二：初步复苏

【操作方法】

(1)对意识清楚的溺水者，应清除口鼻腔异物，及时送医。

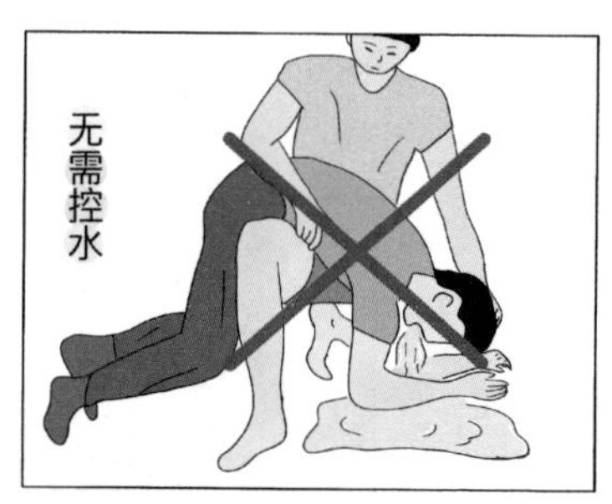

(2)对于昏迷但有自主呼吸和心跳的溺水者，应立刻将溺水者侧卧，保持呼吸道通畅。

(3)对于没有意识、脉搏和呼吸的溺水者，需要立即在现场进行心肺复苏。

【注意事项】 溺水导致的心搏骤停救治流程与其他原因导致的心搏骤停救治流程稍有不同。救助溺水者时，需要先进行气道开放和人工呼吸，再进行胸外按压。

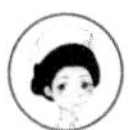

小杏食谱

生姜红糖汤

【原　料】生姜1块，红糖20克，葱白3段。

【制　作】将生姜、葱白洗净，切丝，加水烧开，加入红糖，搅匀。

【用　法】热服。

【功　效】祛散风寒。

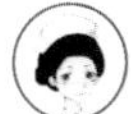

小杏叮嘱

(1)下水前活动身体，避免出现抽筋等现象。

(2)选择正规的游泳场所。

(3)不在水中互相嬉闹，防止呛水窒息。

(4)不要到不熟悉、无安全设施、无救援人员的水域游泳。

(5)看到有人落水时，不要盲目下水救助。

专家提醒

(1)水下的世界是非常危险的，不能以为自己会游泳就掉以轻心。游泳一定要选择正规的游泳场所。溺水是意外死亡的常见原因之一，世界卫生组织《全球溺水报告》显示，全球每年有约37.2万人溺水死亡。在我国，溺水通常发生在夏季的野外水域，是儿童伤害死亡的首位原因。

(2)溺水所致的死亡主要是因为缺氧，缺氧时间和程度是决定溺水预后最重要的因素，纠正缺氧可促使自主呼吸或循环的恢复。如果现场未实施有效的心肺复苏，患者将因组织缺氧而导致呼吸停止、心脏骤停及多器官功能障碍。因此在现场对溺水者进行快速有效的通气和供氧是重要的紧急抢救措施。2015 年欧洲《特殊场合的心肺复苏指南》中的淹溺生存链包括 5 个关键的环节：预防淹溺、识别与求救、提供漂浮救援物、救离水中、提供医疗救护。

第十二节　一氧化碳中毒

郭先生下班回家，一进门，一股浓浓的煤气味扑面而来，“坏了，肯定是老妈忘记关煤气了！”郭先生心里边嘀咕，嘴里边喊道：“妈！妈……”而杨奶奶坐在沙发上正昏昏欲睡。郭先生捂住口鼻，立即打开门窗，关闭煤气开关，大步走到沙发旁搀扶杨奶奶来到室外通风良好的凉亭，并拨打了 120 电话。

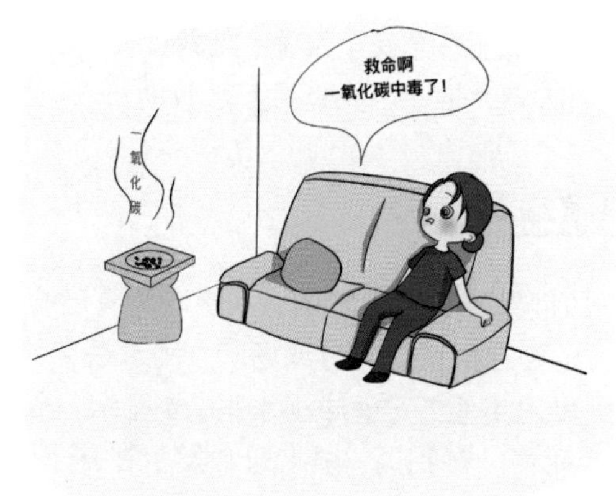

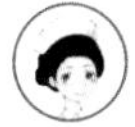

小杏答疑

郭先生：小杏，我母亲的情况严重吗？

小杏：您母亲出现了短暂的意识模糊、头痛、头晕，属轻度煤气中毒，现在她这些症状都缓解了，您不用担心。还好您发现及时，如果出现面部发红、口唇呈樱桃红色、脉搏增快、嗜睡，甚至昏迷就属于中度中毒了。而重度中毒除上述症状，还会出现大小便失禁、四肢发冷、口唇苍白或发紫，甚至发生颅脑、心脏、肾脏等方面的损害。

郭先生：那稍不留神可能就没命了？

小杏：是的，一氧化碳（CO）是一种无色无味的气体，低浓度时不易察觉。CO 浓度越高，接触时间越长，中毒程度就会越严重，甚至当场死亡。

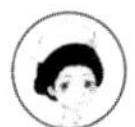

小杏支招

妙招一：急救穴位刺激

对昏迷不醒者，可用拇指掐人中穴，或针刺合谷、少商、足三里等穴位，也可选用十宣放血的方法。

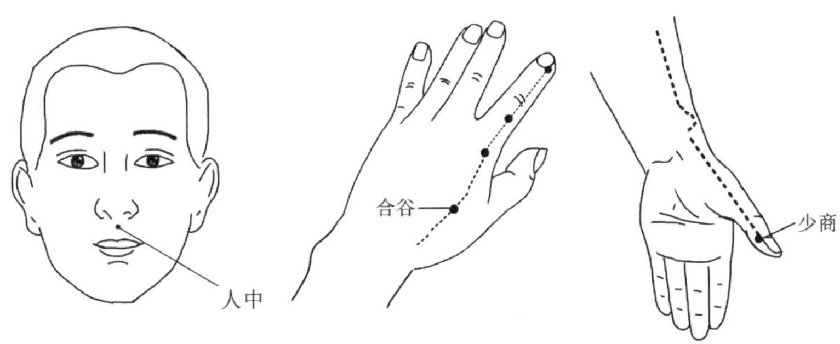

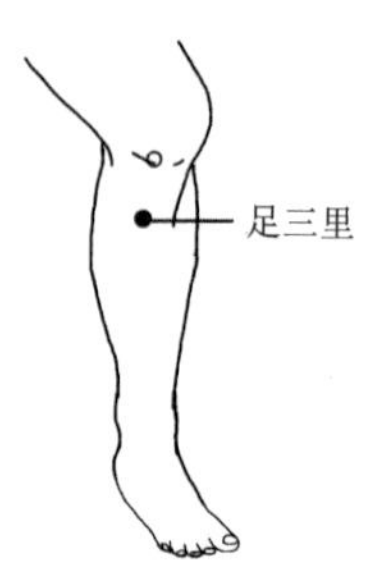

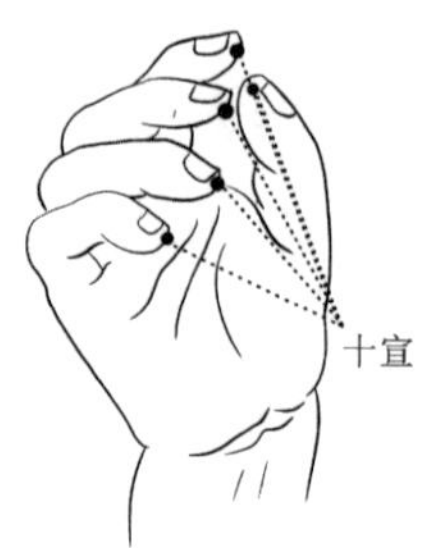

妙招二：心肺复苏

急性 CO 中毒患者如果出现大动脉搏动消失和自主呼吸消失，应立即行心肺复苏。详见第三章第一节。

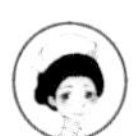 **小杏食谱**

1. 酸枣仁粳米粥

【原　料】酸枣仁 60 克，粳米 100 克。

【制　作】酸枣仁水煎取汁，放入粳米煮成稀粥服用。

【用　法】每次 1 小碗，分 3 次服用。

【功　效】养阴，补心，安神。适宜于 CO 中毒后心烦不眠者。

2. 桂圆大枣粳米粥

【原　料】桂圆肉 15 克，大枣 5 枚，粳米 100 克，白糖适量。

【制　作】将桂圆肉、大枣、粳米加水煮成稀粥，加白糖调味服用。

【用　法】每次 1~2 小碗，分 2 次服用。

【功　效】养心安神，健脾补血。适宜于 CO 中毒后心神

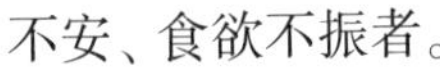

不安、食欲不振者。

3. 黄芪人参粳米粥

【原　　料】 黄芪 10 克，人参 3 克，粳米 100 克，白糖适量。

【制　　作】 将黄芪和人参切成薄片，用冷水浸泡半小时，加水煎沸后转为文火煎成浓汁，煎煮 2 次，合并药汁后放入锅中，加入粳米煮成稀粥，用白糖调味后分成 2 份。

【用　　法】 每次 1 份药汁加 1 份粥混合，分 2 次服用。

【功　　效】 补气健脾。有助于人体康复。

小杏叮嘱

（1）冬季为 CO 中毒高发期，使用取暖设施时应注意开窗通风，预防 CO 积蓄到中毒浓度。另外，家用煤气管道应定时检修，防止煤气泄漏。

（2）发现 CO 中毒的患者时，救助者应立即打开门窗，施救时严禁携带明火、按响门铃、打开电灯等，以免引起爆炸。

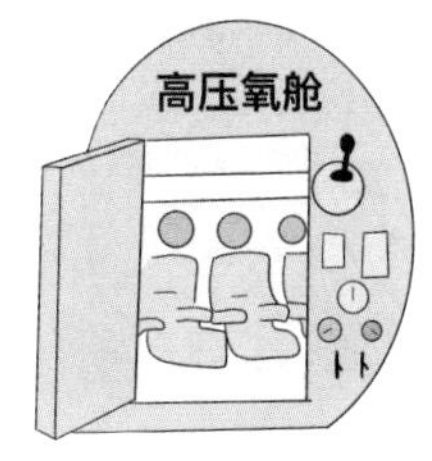

（3）立即将 CO 中毒患者转移至通风良好处，解开衣领及腰带，保持呼吸道通畅，必要时进行高压氧治疗。

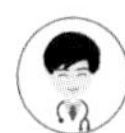

专家提醒

部分急性 CO 中毒患者意识恢复后，经过 2~60 日（一般为 14 日）的“假愈期”，可能会发生迟发性脑病的现象。若出院后出现神经系统症状如痴呆、定向障碍、行为异常、偏瘫、失语等，应及时就医。

第四章 家庭突发灾难事件的救护

第一节 灾难医疗救援准备

2002年，世界卫生组织将“灾难”界定为一个社区或社会功能的严重损害，包括人员、物资、经济或环境的损失和影响，这些影响超过了受灾社区或社会应用本身资源应对的能力，在政府公文中常用突发公共事件来代表与灾难相似的事件。突发公共事件是指突然发生，造成或者可能造成重大人员伤亡、财产损失、生态环境破坏和严重社会危害、危及公共安全的紧急事件。

一、灾难医学救援人员的职业安全防护

（一）免疫预防

1. 主动免疫

主动免疫主要用于常规预防传染病，疫苗接种是预防传染病最有效的方法。

2. 被动免疫

被动免疫主要用于治疗或紧急预防感染，伤后立即注射抗毒血清、免疫球蛋白等进行预防。

（二）标准预防

正确使用防护物品，如手套、口罩、面罩、工作服、护目镜等进行隔离防护；注意手卫生；严格执行消毒隔离；预防医疗锐器损伤。

（三）职业暴露应急处理措施

职业暴露是指由于职业关系而暴露在危险因素中，从而有可能损害健康或危及生命的一种情况。

1. 局部处理

完整皮肤有肉眼可见的血液、体液、分泌物等物质时，立即用肥皂清洗、流动水冲洗、皮肤消毒剂消毒；如发生黏膜职业暴露时，用0.9%的氯化钠溶液反复冲洗；如皮肤有伤口时，要先挤压伤口，尽可能挤出损伤处血液，再用肥皂清洗、流动水冲洗，消毒；有伤口的手应戴双层手套操作。

2. 全身防疫

发生损伤性职业暴露时，应留取患者的血液标本检验，判断其是否患有经血传播疾病。一旦发现乙型肝炎病毒、艾滋病病毒等，应尽快应用药物预防，并及时随诊观察。

3. 及时报告

发生职业暴露后，应立即进行紧急处置并主动上报。

二、灾难现场的救护

(一)患者的安置

患者在检伤分类区经病情评估和分类后，安置于患者治疗区，治疗区一般设在比较安全的建筑物或帐篷内。如果患者人数不多，治疗区可与检伤分类区合并，以减少对患者的搬动。如果患者人数较多，则应将治疗区独立设置，以免互相干扰。如果患者人数众多，则需将治疗区细分为轻区、重区和危重区，以提高抢救效率。

(二)患者的现场救护

1. 灾难现场救护的原则

对危及生命的伤情，应充分利用现场条件，予以紧急救治，使其稳定或好转，为转送创造条件，尽最大可能确保患者的生命安全。

2. 现场救护的范围

(1)对心脏骤停者，开放气道，查看呼吸、心跳是否恢复，如仍未恢复且资源允许，应立即进行心肺复苏。

(2)对昏迷者，安置合适体位，保持呼吸道通畅，防窒息。

(3)对张力性气胸者，用带有单向引流管的粗针头穿刺排气。

(4)对有活动性出血者，采取有效的止血措施。

(5)对有伤口者进行有效包扎，对疑有骨折者进行临时固定，对肠膨出、脑膨出者进行保护性包扎，对开放性气胸者进行封闭包扎。

(6)对休克或有休克先兆者行抗休克治疗。

(7)对有明显疼痛者，给予止痛药。

(8)对大面积烧伤者，给予创面保护。

(9)对伤口污染严重者，给予抗菌药物防治感染。

(10)对中毒者，及时注射解毒药或给予排毒处理。

(三)交通事故的现场救护

1. 创伤出血

(1)外出血时，应对伤口进行加压包扎止血，如果伤口内有碎骨片、玻璃碎片或插入异物、腹腔脏器脱出等情况，则包扎时可不加压；四肢出血时，可使用止血带临时止血，并在止血带上作标志，标识止血带的使用时间和放松时间；深部组织出血时，可采用敷料填塞加压包扎止血；喷射状出血可采用钳夹止血。

(2)内出血时，应迅速建立静脉通道，立即送往附近医院手术止血。

2. 损伤性窒息

予半卧位，头偏向一侧，松解患者颈部衣扣，清除口腔血块及异物。舌后坠影响呼吸时，设法将舌牵拉至口外固定，有条件时使用口咽通气道，必要时现场进行环甲膜穿刺或气管切开，给氧。

3. 头部损伤

注意观察有无颅内出血及颅骨骨折等情况。

4. 胸腹损伤

注意危及生命的伤情的处理，如出血性休克、血气胸、脏器破裂等，对开放性气胸者，用厚敷料在患者呼气末时将伤口暂时封闭，并做加压包扎，腹部脏器脱出时予以洁净敷料覆盖、固定，不可把已脱出的脏器送回腹腔。

5. 骨折

四肢骨、关节伤应在现场加以固定，可采用夹板固定，也可利用躯干或健肢固定，脊柱损伤须妥善固定，并采取轴线搬运，防止继发性损伤。

6. 肢体离断

对离断肢体残端进行止血包扎，离断肢体用洁净敷料包裹并低温保存，迅速随患者送往医院。

（四）地震灾害的现场救护

1. 呼吸道

保持呼吸道通畅，防止持续性污染物的吸入，给氧。

2. 骨折

就地取材对骨折部位进行固定，固定前后注意评估神经血管的情况。

3. 完全性饥饿

快速建立静脉通道，遵医嘱应用碱性液体及兴奋药，注意保暖、给氧及给予适当的热饮料内服。

4. 挤压综合征

迅速建立静脉通道，尽早补充液体，注意在解除挤压前尽快进行扩容治疗，如不能立即静脉补液，可口服补充含碳酸氢钠的液体，必要时在局部进行止血带短期结扎直至给予静脉补液；监

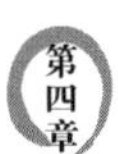

测血压、尿量和受压局部情况。

（五）火灾的现场救护

1. 烧伤

迅速撤离火场；保持呼吸道通畅，给氧；现场可给予镇痛药，口服淡盐水；烧伤创面一般不在现场做特殊处理，Ⅰ度烧伤可冷水冲洗、浸泡20~30分钟，注意保护创面；化学烧伤者，应立即脱掉被污染的衣物，用清水持续冲洗创面30分钟以上；呼吸、心跳停止者，立即进行心肺复苏。

2. 中毒

迅速将患者移至通风处，清除口、鼻腔内的分泌物和异物，保持呼吸道通畅，给氧；窒息而致呼吸、心跳骤停者，立即开放气道，如呼吸、心跳仍未恢复且条件允许，行心肺复苏、气管切开术或机械通气；清醒者，注意有无晕厥史，应送往医院接受进一步检查。

3. 机械性损伤

按照相应医疗救援程序予以处理。

（六）水灾的现场救护

1. 淹溺

立即把患者从水中救出，移至陆地或船上，救助者注意自身安全，适当借助救生工具；迅速清除口、鼻腔内的污泥、杂草，保持呼吸道通畅；淹溺所致呼吸、心跳停止者，如条件许可，立即进行心肺复苏；注意保暖，去除湿衣物，口服热饮。

2. 机械性损伤

按照相应医疗救援程序进行处理。

3. 电击伤

迅速关闭电源，用木棍等绝缘物体挑开电线，救助者在保证自己与地面绝缘的情况下拉开患者，将患者平卧，解开衣扣，保持呼吸道通畅，呼吸、心跳停止者，立即进行心肺复苏。

4. 毒蛇咬伤

立即用绷带由伤口的近心端向远心端包扎，包扎时以能放入一个手指为宜，以减少毒素扩散与吸收，用清水、过氧化氢溶液或肥皂水冲洗伤口，有条件时可口服和外敷季德胜蛇药片，尽早应用抗蛇毒血清。

5. 传染性疾病

从管理传染源、切断传播途径及保护易感人群等环节进行救护。

第二节　灾难的心理危机干预

一、灾难的心理危机的表现

（一）情绪反应

1. 焦虑

是当事人在预期发生危险或不良后果时所表现出的紧张与担

心等情绪状态，为最常见的心理应激反应，可表现为坐立不安、双手震颤、出汗、脉搏增快、呼吸加深、血压升高、腹泻或便秘、尿频尿急等症状。

2. 恐惧

是当事人企图摆脱已知危险的逃避情绪，可出现恶心、呕吐等生理反应。

3. 抑郁

是一组以情绪低落为特点的情绪体验，可表现为悲观、失望、无助、绝望；自信心下降、自我消极，严重者甚至自杀；睡眠障碍、食欲不振、性欲减退等；活动水平下降，从社交及工作中退缩。

4. 愤怒

是人们在追求某一目标过程中，针对存在的障碍而产生的情绪体验，表现为冲动、易激惹、不服从管理等特征。

(二) 认知反应

灾难见证人员在认知方面主要表现为感知混乱、思维迟钝、语言混乱、注意力不集中、自控力下降、决断力下降等特点。

3. 行为反应

个体在应激时所表现的行为反应具有差异性，可出现敌对与攻击、无助与自怜、冷漠、病态固执、逃避与回避、物质滥用等。

二、灾难患者的心理危机护理干预

（一）灾难救援中的心理危机评估

1. 急性期评估

急性期评估指灾难后约1个月。这个时期是幸存者完成生命救助，生活安全得到基本保证，但心理处于混乱、孤立绝望、产生各种应激反应的时期。急性期心理评估主要是针对幸存者当前需求和担忧收集信息，识别风险因素，筛查识别心理危机高危人群。

2. 恢复期评估

恢复期评估通常着眼于灾难后3个月、6个月、1年和2年。这个时期的心理评估主要是在了解受灾人群整体心理健康状况的基础上，对创伤后应激障碍、适应障碍、抑郁等心理障碍进行评估诊断，并在不同时间点上进行阶段性随访评估，检验心理干预的效果，调整心理干预措施。

（二）灾难救援中患者的心理危机干预

1. 一般干预

目的是帮助身处灾难性事件中的各类人员，特别是灾难幸存者，减轻因灾难所造成的痛苦，增强其适应性和应对技能，具体内容如下。

（1）接触与介入：通过首次接触建立咨询关系。

（2）确保安全感：确保干预场所的安全性。

（3）稳定情绪：安抚和引导情绪崩溃的幸存者，帮助求助对

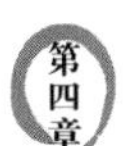

象理解自己的反应，指导一些基本应对技巧。

(4)收集信息：需要收集的信息主要包括灾难经历的性质和严重程度，家庭成员或朋友的死亡情况，原有的身心疾病及求治情况，社会支持系统，有无负性情绪和物质、药物滥用情况等。

(5)实际帮助：从最紧迫的需求着手为求助对象提供帮助，首先满足对物质和身体的需求。

(6)联系社会支持系统：帮助求助对象尽可能利用即时可用的社会支持资源。

(7)提供信息支持：包括目前灾难的性质与现状、救助行动的情况，可以获得的服务、灾后常见的应激反应、自助和照顾家人的应对方法等。

2. 急性应激障碍

急性应激障碍的干预应遵循以下原则。

(1)正常化原则：强调在应激干预活动中的任何想法和情感都是正常的，尽管它们可能是痛苦的。

(2)协同化原则：强调干预者和当事人双方的积极参与和协同。

(3)个性化原则：强调心理干预应个性化。常用的干预方法有认知干预、社会支持及药物治疗。

3. 创伤后应激障碍

创伤后应激障碍的干预原则是以帮助患者提高应对技巧和能力，发现和认识其应对资源，尽快摆脱应激状态，恢复心理和生理健康，避免不恰当地应对造成更大损害为主。其干预焦点是帮助危机中的个体认识和矫正因创伤性事件引发的暂时认知、情绪和行为扭曲。干预重点是预防疾病和缓解症状，以心理环境干预为主，药物治疗为辅。常用的心理干预技术有认知技术、创伤稳定技术、认知暴露技术、应激接种训练、自我对话训练等，通常由专业心理咨询师实施。

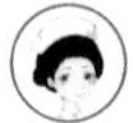

小杏支招

妙招一：五行音乐疗法

【操作方法】常听柔和、欢快的音乐，如中医五行音乐《紫竹调》《胡笳十八拍》《阳春白雪》《平湖秋月》等。听音乐的时间不宜太长，以 30~60 分钟为宜，音量不宜过大，以 45~70 分贝为宜，每日 1 次。可选择睡前聆听，辅助改善睡眠质量，提高疗效。

妙招二：马王堆导引术之仰呼

【操作方法】

(1)站立，两腿分开与肩同宽，双手掌心相对，与肩同宽，随吸气伸直手臂，以身体前面缓慢、匀速上抬至头顶。

(2)手臂随呼气从身体两侧缓慢下落至与肩同高，挺胸，头向后仰，挺胸塌腰，两臂尽量外展。

(3)头转正，翻至掌心向下，双掌下落于体侧。

(4)抬起脚后跟，同时双掌向上摩运至腰侧，随即落下脚后跟、屈膝，同时双手贴腰际、环跳向下摩运，然后还原成站立动作。

(5)一上一下为一遍，重复 3~5 遍。

【功　　效】调和气息，平衡阴阳。

第三节　踩踏

据报道，某县实验小学的学生课后下楼梯去操场做课间操时在楼梯间发生踩踏事故，造成 2 名学生死亡，20 余名学生受伤。在人群密集的地方，若发生踩踏事件，后果非常严重。遭遇踩踏事件，我们应该如何保护自己呢？

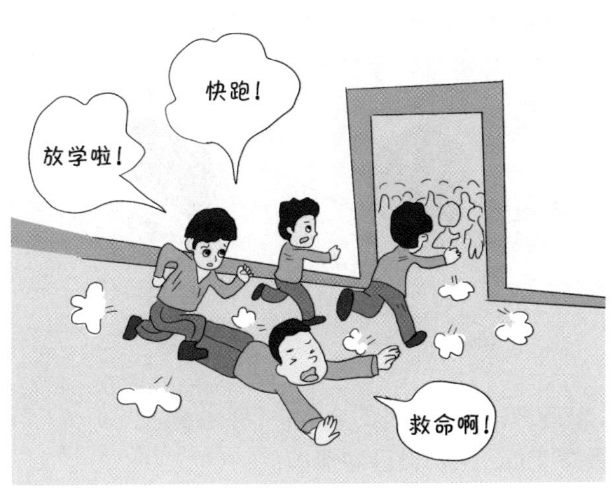

小杏答疑

如果发生踩踏，自己恰巧被裹在人流中，怎样才能尽量减少伤害呢？

小杏：自我保护的方法分为以下几种情况。

1. 尚未进入人群

(1)稳住双脚，千万不能被绊倒。

(2)发觉拥挤的人群向着自己涌来时，应马上避到一旁，但不要奔跑，以免摔倒。

(3)如有可能，应抓住坚固牢靠的东西，例如扶手、路旁柱子等。

2. 进入人群后

(1)在拥挤的人群中抬起双臂，手肘的点对准人与人之间的缝隙，让人流的冲击力分散到身体的两侧。

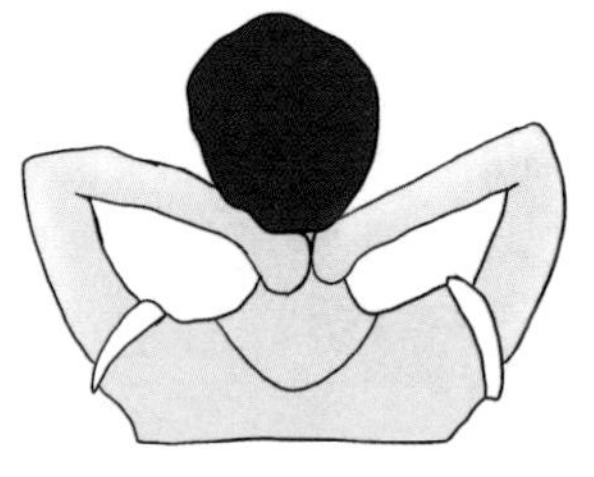

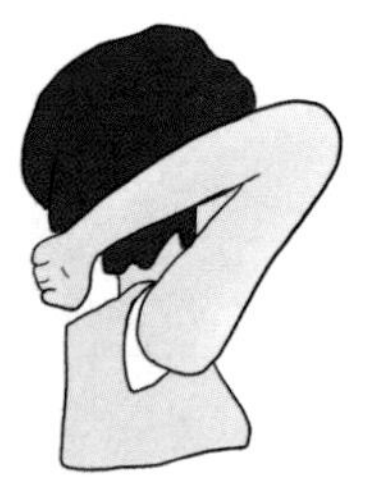

(2)保持警惕，在拥挤的人群中，不着急，当发现人群开始涌动时要做好准备，保护自己和他人。

(3)大声呼救，当发现前面有人突然摔倒时，要马上停下脚步，同时大声呼救，告知后面的人不要向前靠近。

3. 被挤倒后

(1)若无法起身，应快速蜷缩护颈，将身体蜷缩成球状，缩小身体与地面的接触面积，用双臂保护头部及胸腔，使肱骨、肩胛骨、锁骨以及骨盆形成支撑，保护脏腑。

注意：手肘和膝盖连起，形成空腔区域，这样有利于保护胸

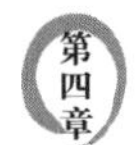

腔，还可以保留足够的空间获取空气。

(2)设法靠近墙壁，并面向墙壁，寻找机会将身体从侧卧调整为跪卧，可以更加有效地提高抗压性，以减少踩踏造成的伤害，同时，双手十字交叉在颈后紧扣，以保护头颈部。

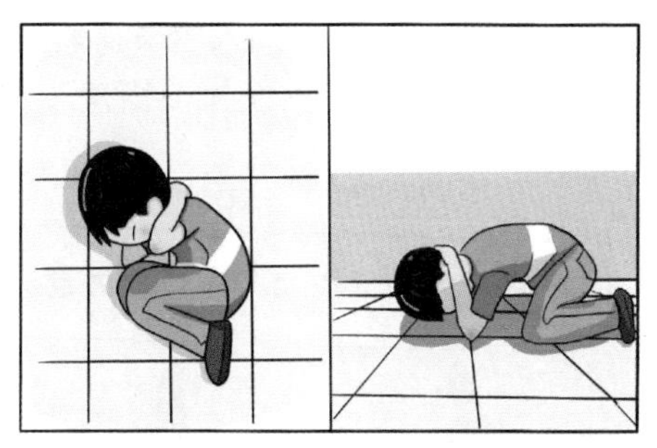

(3)自己被摔倒后，除了保护好身体外，还要大声呼救，告知后面的人不要向前靠近。

(4)踩踏事件发生后，一定要报警，拨打110或120电话。

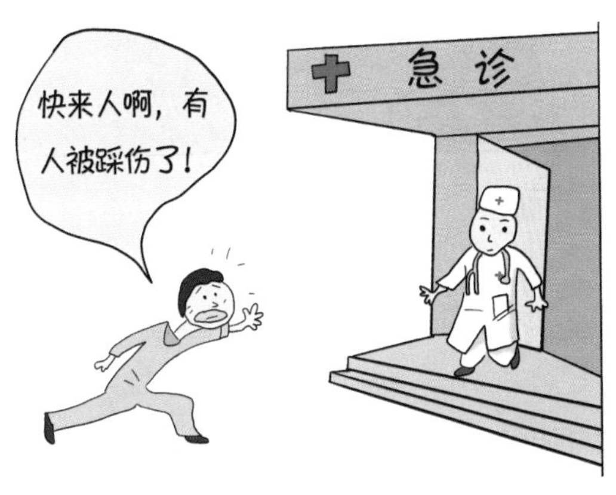

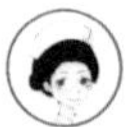

小杏支招

妙招：人体麦克法

踩踏发生时，首先发现的人发出指令，大家跟随不断地喊："1、2、1、2、后退、后退"，最后喊的人越来越多，声音就越来越大，警示后面的人不再向前走，从而使前面倒下的人可以站起来，避免人踩人导致的窒息死亡。

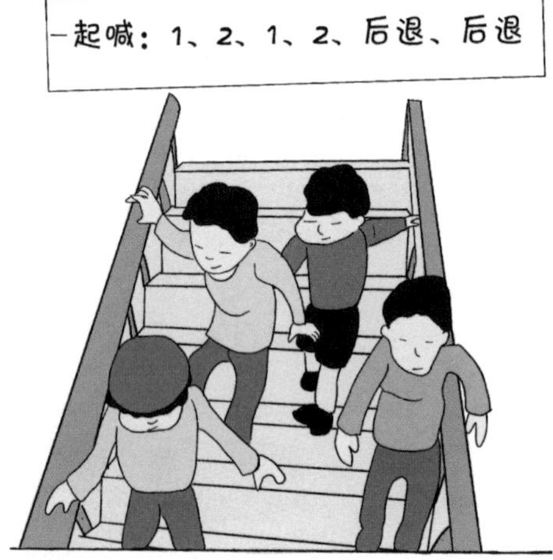

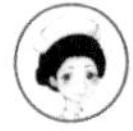

小杏叮嘱

踩踏自救一定要注意以下几点。

(1)行走有秩序，严禁起哄、拥挤、追逐打闹，尽量避开拥挤人群。

(2)处于拥挤人群时双手护胸，不要逆行。

(3)一定不要采取体位前倾或者低重心姿势，即使鞋子被踩，也不要贸然弯腰提鞋或系鞋带。

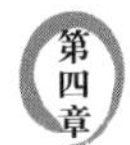

（4）被挤倒后立即将身体蜷缩成球状，保护头颈部。

（5）镇静选择路线，不要乱窜。

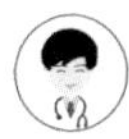

专家提醒

（1）踩踏是人为的突发事件，也是伤害较大的人为伤害之一。在空间有限、人群相对集中的场所，如商场、楼梯、影院、酒吧、夜总会等常隐藏着潜在的危险，当处于这样的环境时，一定要提高安全防范意识。

（2）踩踏伤亡的特点有：损失人数多、伤情重、多发伤，现场急救处理比较复杂。如发生踩踏伤，一定要及时报警，且在医护人员到达现场之前,要抓紧时间自救和互救。

（3）在救治中,要遵循先救重伤者的原则。判断伤势的依据有：神志不清，呼之不应者，伤势较重；脉搏急促而乏力者，伤势较重；血压下降，瞳孔放大者，伤势较重；有明显外伤，血流不止者，伤势较重。

第四节　火灾

小红最近刷微博，看到很多关于火灾的事故。

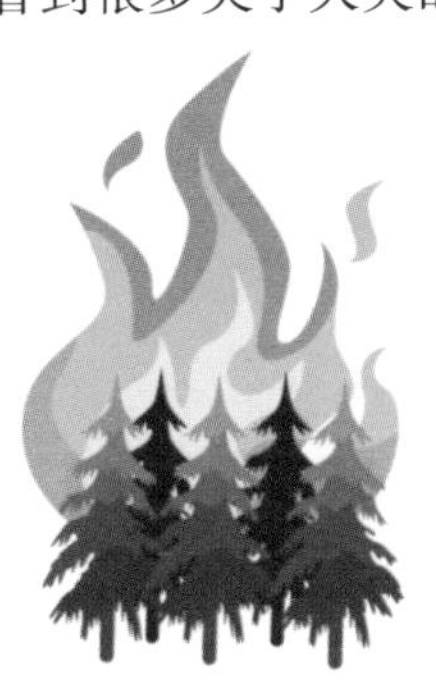

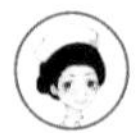

小杏答疑

小红：小杏，发生火灾时我们应该怎么“自救”？

小杏：火灾是一种不受时间、空间限制，已成为我国发生频率很高、破坏性最强、影响最大的灾害，威胁着人民生命和财产安全。此外，我们的工作和生活几乎都在高楼大厦中进行，这加大了救援的难度，所以掌握必要的自救方法是至关重要的。

（1）报警：发生火灾后，立即拨打 119 电话，说明起火的地点、燃烧的物质、起火的原因、进入火场的路线，并保持电话通畅。

报警

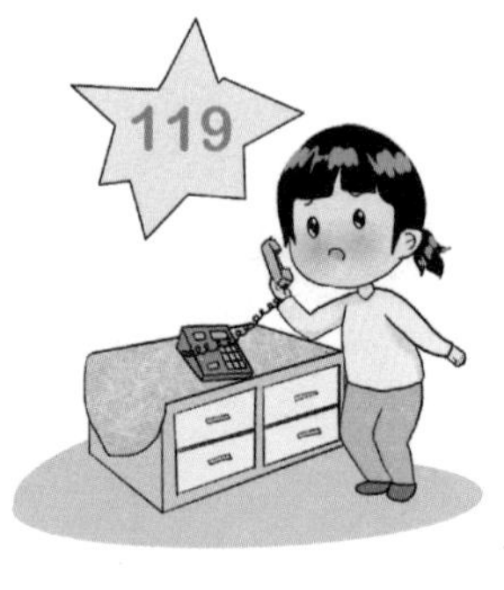

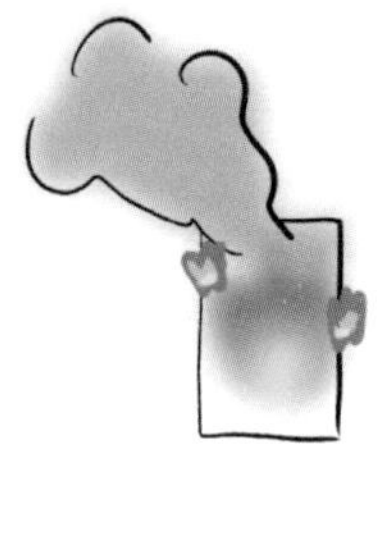

（2）灭火：用灭火器灭火，或用身边不易燃的材料扑打火焰，或用被子、大衣覆盖隔绝空气灭火。

灭火

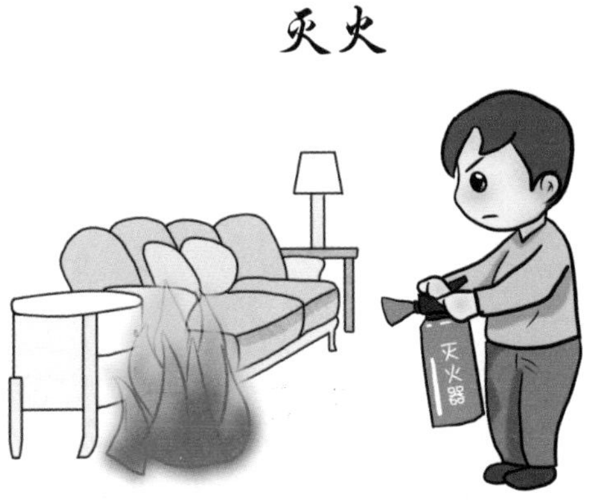

(3)脱离火源：迅速撤离火场，身上着火时，就地打滚或用水浇灭，脱去燃烧衣物(不要强力撕脱，可用冷水冲淋后剪开取下，如果创面粘连则只剪开周围部分)。条件允许下，迅速用冷水淋冲伤口或直接将伤口浸入水中，越早越好。用湿毛巾捂住口鼻，将大衣用水浸湿后披在身上，防止烫伤。

脱离火源

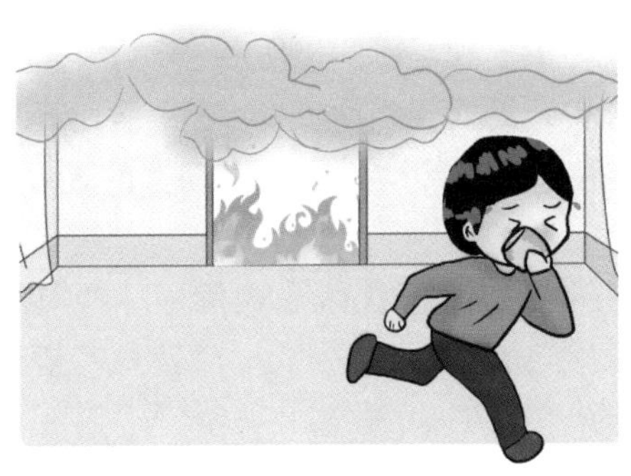

(4)撤离：不可乘坐电梯，电梯在火灾时会随时断电。

逃生路线被大火封闭时，保持身体低姿势快速靠近透气的门窗，暴露在易被人发现的地方，用挥衣物，敲打盆、锅等方式向窗外求救。

如果楼层低，可寻找窗外落水管，或向窗外抛床垫，把床单被套连成绳索，然后顺着绳索滑下。若楼层较高，则绝不能轻易跳窗。

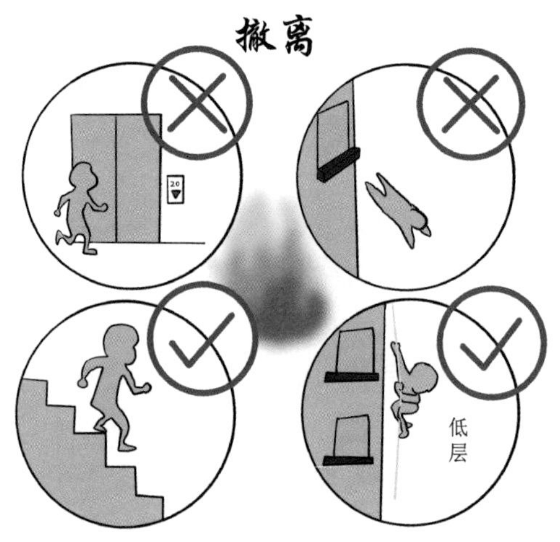

小红：如果在火灾现场看到烧伤患者，需要怎么救他们？

小杏：在火灾现场遇到烧伤患者，可采取如下急救方法。

(1)迅速转移患者：帮助患者脱离烟雾的环境，并置其于安全通风处。

(2)抢救生命：如果患者鼻毛烧焦、口鼻周围有烟尘、咽喉部疼痛，则有呼吸道吸入性损伤，应让患者静卧，头稍后仰利于呼吸。病情严重的患者常出现嗜睡、谵妄等精神症状，注意防止出现窒息或呼吸抑制。患者极度口渴、烦躁不安，这是休克的先兆，应给患者喝低浓度的盐水，盐水中有电解质，可以扩充血容量，抗休克。患者心跳、呼吸停止时，立即给予心肺复苏。

(3)保护创面：迅速脱去或剪开患者的衣服，用清洁的被单或衣物简单包扎，保护创面。

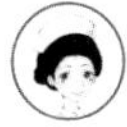

小杏支招

妙招一：灭火器

灭火器在日常生活中随处可见，属于可携式灭火工具，一般应用于火灾初期。灭火器的操作步骤如下。

(1)用右手握着压把。

(2)用右手提着灭火器到现场。

(3)除掉铅封。

(4)拔掉保险销。

(5)站在距火源2米的地方，左手拿着喇叭筒，右手用力压下压把。

(6)对着火源根部喷射，并不断推前，直至把火焰扑灭。

妙招二：心肺复苏

详见第三章第一节。

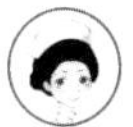

小杏叮嘱

发生火灾时，要注意以下几点。

(1)在商场、剧院、歌厅等人员拥挤处，应保持冷静，不要四处逃窜或挤压，防止摔伤或踩压。

(2)衣服着火时不要站立、奔跑、大声呼叫，以免头面部烧伤或火焰、烟雾吸入造成呼吸道损伤或窒息。

(3)用湿毛巾捂住口鼻，将湿衣服披在身上，身体贴近地面逃离。

(4)生命第一，绝不可贪恋钱财。

(5)大火突然降临时，不能贸然跳楼逃生。

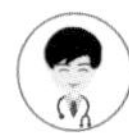

专家提醒

据统计，火灾中死亡人数80%以上是烟气中毒或浓烟雾窒息引起的。大火中有大量的一氧化碳，一氧化碳吸入人体后，立即与血红蛋白结合成碳氧血红蛋白，当人体血液中含有10%的碳氧血红蛋白时，就会发生中毒。在火灾现场自我防护尤为重要，应学会避免火灾中含有一氧化碳的浓烟危及生命安全。

第五节　地震

每年5月12日为全国防灾减灾日，小杏作为“防灾减灾”宣讲团的一名志愿者，正在给小学生们讲解地震知识。

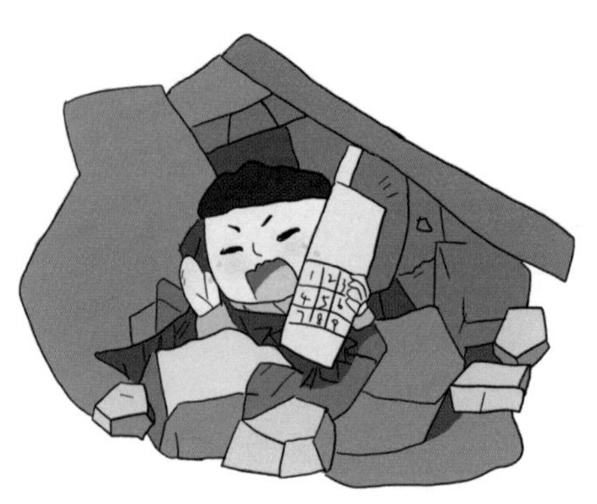

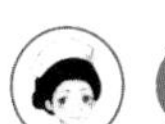

小杏答疑

小唐同学：我们怎么识别地震的前兆？

小杏：常见的地震前兆现象如下。

(1)地下水包括井水、泉水等突然冒泡、翻花、升温、突升、突降等。

(2)动物出现异常反应，比如家禽不肯进窝、满地乱窜、不停地吼叫，水里的鱼不停地跃出水面或者鱼缸内的鱼拼命地撞击鱼缸。

(3)临震前的很短时间里，大地常会突然出现彩色的或强烈的地光，还可能发出“轰隆隆”的或像列车通过，或像打雷般的巨响。

小唐同学：我们怎么做好防震准备？

小杏：大家可以准备一个家庭防震包，放在最明显的位置，包内留纸条写亲人的电话号码，并存放照明电筒和备用电池、地震应急工具(如求生口哨、耐磨手套)、急救药(如止痛药、止血药)、重要的文件(如身份证、户口本、房产证、银行卡)等。

小唐同学：室内怎么避震？

小杏：(1)应立即关闭煤气和电闸，选择三角空间、有支撑的地方，如承重墙角、床旁、坚固的桌椅下、厨房、厕所或其他小房间，身体采取低姿势。

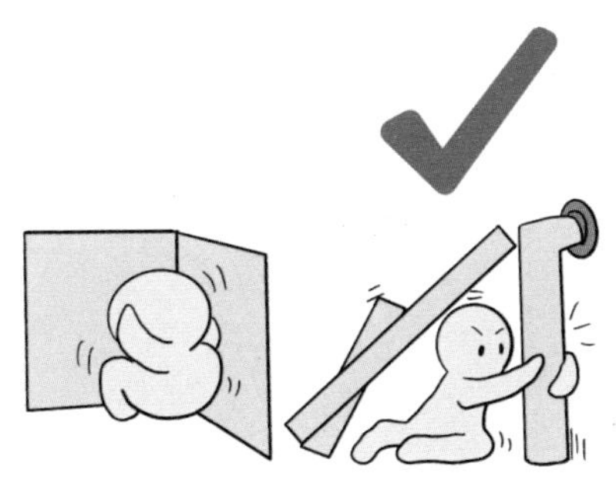

（2）尽量远离玻璃、窗户，注意保护好头部，以防异物砸伤，注意千万不要跳窗、跳楼，以免摔伤或被玻璃扎伤。

（3）不要去阳台和窗下躲避，不要乘电梯，不要下楼梯，不要到处跑，这些地方容易崩塌垮掉，或发生挤压踩伤。

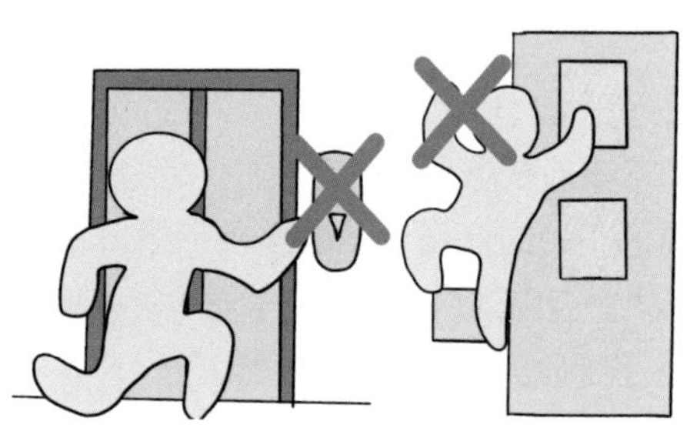

（4）所有室内人员在初震过后，都要尽快撤离到广场、操场等宽阔的地方。

小唐同学：公共场所怎么避震？

小杏：（1）若在学校、商场、影剧院等人员聚集的场所遇到地震，不要慌乱拥挤，一定要听从现场工作人员的指挥，立即就地躲到课桌、椅子或坚固物体下面，注意避开吊灯、电扇等悬挂物。

（2）用书包、衣服等柔软物品或用双手保护好头部。

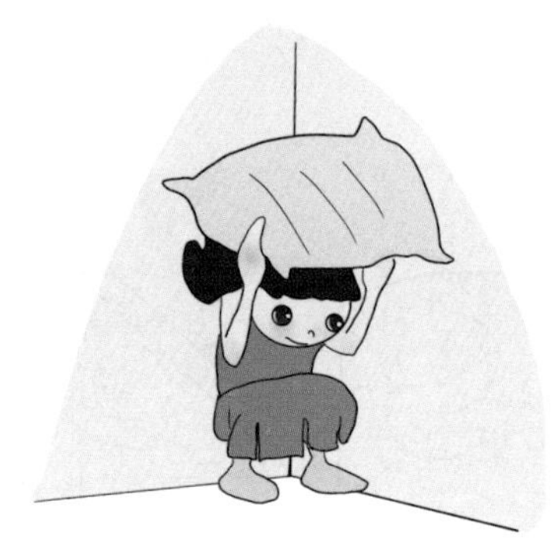

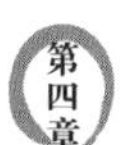

(3)不可乱跑或者跳楼，等地震过后再有序地撤离。

小唐同学：户外怎么避震？

小杏：(1)就近选择开阔的场地，蹲下或趴下，以免摔倒。

(2)不要乱跑，避开人多的地方。

(3)迅速离开高大的建筑物或构筑物：楼房，特别是有玻璃幕墙的建筑；过街桥、立交桥上下；高烟囱、水塔下。避免危险物、高耸或悬挂物：电线杆、路灯等；广告牌、吊车等。

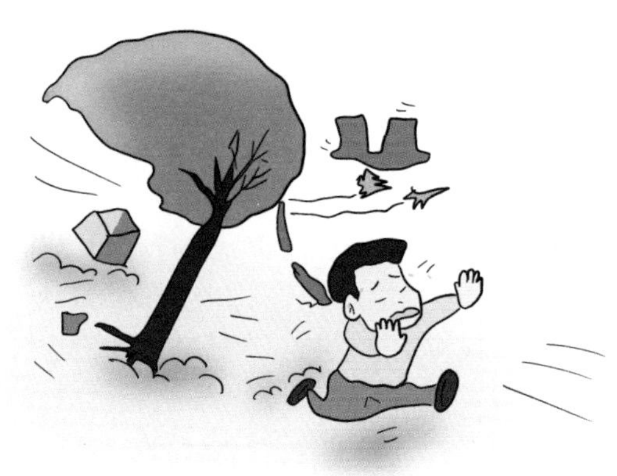

(4)特殊情况时，如在开车行驶中，司机要逐步刹车，不能急刹；乘客用胳膊护住头部和面部，抬膝护腹，紧缩身体，牢牢抓住拉手、座位等坚固物，等车停稳再下车。

小唐同学：地震后怎么“自救”？

小杏：地震后的自救方式如下。

(1)地震时如果被埋压在建筑物下，保持冷静，注意保存体力，不要盲目地喊叫、乱动，找机会呼救，等待救援，可用敲击声或口哨声求救。

(2)搬动身边可搬动的碎砖瓦等杂物，扩大活动空间。搬不动时不要勉强，防止周围杂物进一步倒塌。

(3)松开妨碍呼吸部位(口、鼻、胸部附近)的杂物，以利于呼吸。

(4)节约使用水和食物，坚定活下来的信心。

小唐同学：地震后怎么救援?

小杏：地震后，我们可采取以下方式救助患者。

(1)首先通过听、呼叫判断被埋人员的位置，特别是头部方位，根据情况采取适当的方法进行扒挖施救，可使用铁杆、木板等尽快将患者救出。

(2)救出患者后首先将其头部暴露，迅速清除口鼻内异物，进而暴露胸腹部。

(3)伤势严重不能自行出来者，不得强拉硬拽，应设法暴露全身，查明伤情，实施包扎固定或急救。

(4)如有窒息，应立即畅通气道，进行心肺复苏。

(5)抢救出来的患者应尽快包扎止血，并设法寻找药物、水和适当食物给予急救和生命支持，然后转移和治疗。

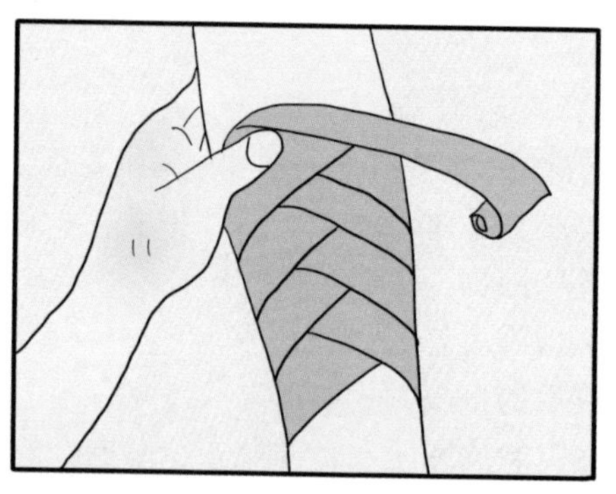

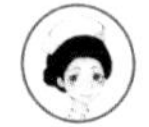

小杏叮嘱

地震后，在救援过程中要注意以下几点。

(1)救人原则应遵循先救近、后救远。

(2)先救青壮年和医护人员，增加帮手。

(3)患者无法救出时，应为其建立通风通道，提供粮食和水，给予安慰，并记下标记等待更多的人来救援。

(4)救出患者后及时检查伤情，遇神志不清、大出血的急危重症患者应优先抢救，若患者出现皮肤苍白湿冷、心率明显增快、呼吸脉搏细弱等休克症状，立即使患者取平卧位，呼叫医护人员。

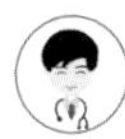

专家提醒

(1)统计结果显示，全球平均每年发生约 500 万次地震，能被人们感觉到的地震约 5 万次，可能造成破坏的地震约 1000 次。所以地震与风雨、雷电一样，是一种自然现象，目前人类尚无法避免。

(2)若地震后被困，即使在没有水和食物的条件下也要树立信心，因为人在完全饥饿的条件下可能生存 7 天。被困者应尽量休息，闭目养神，以保存体力。

(3)地震不仅破坏力惊人，而且还会引发山体滑坡、泥石流、海啸、水灾、瘟疫等次生灾害，让人类雪上加霜。受害者被救出后可按规定服用预防性药物，增强身体抵抗力，防疫防病。

第六节　交通事故

在回家的路上，小刘遇到了一起严重的交通追尾事故，有 3 人受伤，6 辆车发生变形。起因是肇事司机着急回家，加上疲劳驾驶，在通过隧道时，没有注意前车速度的变化，没有保持安全的车距，从而引发追尾事故。

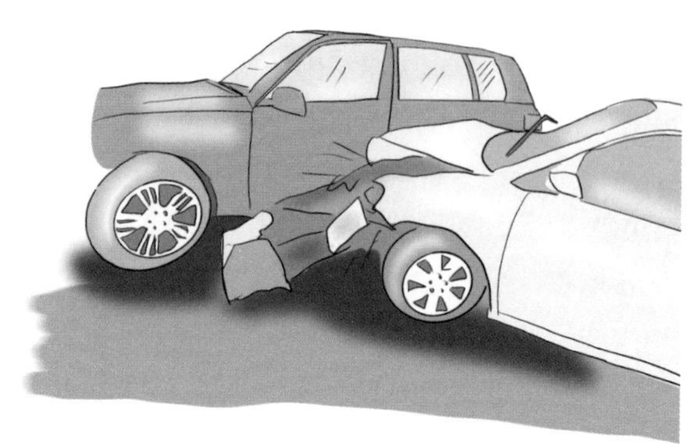

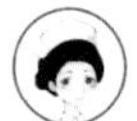

小杏答疑

小刘：当车辆遇险时，人还在车内，我们可采取什么方式自救？

小杏：当车辆遇险时，我们可采取以下方式“自救”。

（1）车辆遇险时，驾驶人应紧紧抓住方向盘，尽量使身体固定，防止在驾驶室内翻滚、碰撞而导致伤害。

（2）车辆遇险时，乘客可用双手紧紧抓住前排座位或扶杆、把手，低头并利用前排座椅靠背或两手臂保护头面部。

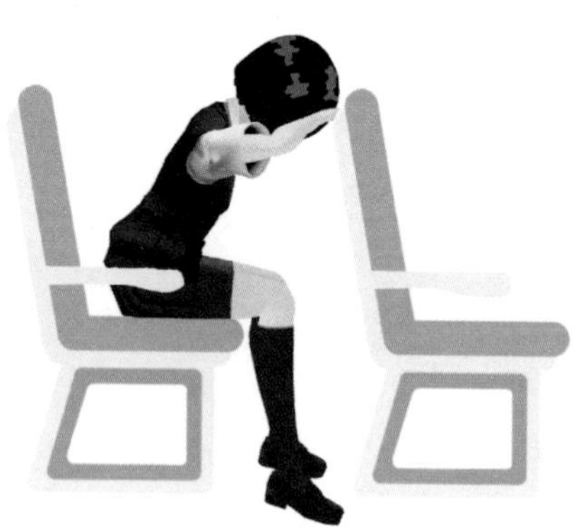

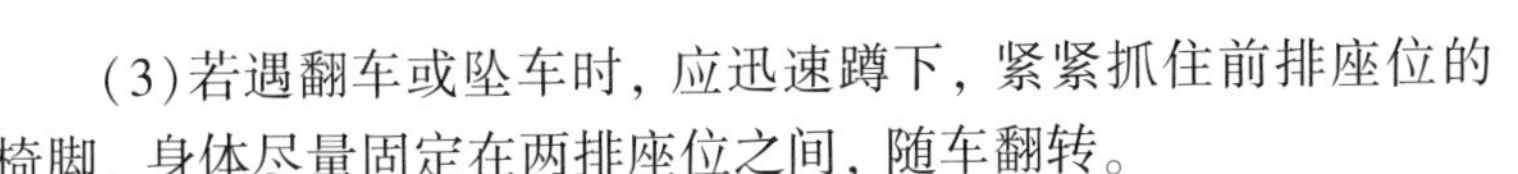

(3)若遇翻车或坠车时，应迅速蹲下，紧紧抓住前排座位的椅脚，身体尽量固定在两排座位之间，随车翻转。

(4)在车辆行驶时，如果发生交通事故，不要盲目跳车，应在车辆停下后再陆续撤离。

(5)如果被抛出驾驶室或车厢，应迅速抱住头，并缩成球状就势翻滚，减小落地时的反作用力，减轻头部、胸部的损伤。

小刘：如果发现有人被车撞了，该怎么办？

小杏：这主要分以下几种情况。

(1)患者在车外，未被车压时，不随意搬动患者，要观察其状况。①脑外伤：注意固定其头颈部，微向后仰，以保证呼吸道通畅。若患者呼吸停止，可进行人工呼吸。若脉搏、呼吸消失，可进行心肺复苏。若头皮出血，可用干净纱布等直接压迫止血。②胸外伤：重度胸外伤肋骨骨折者，可引起血胸或气胸，导致严重的呼吸困难，甚至死亡。救助者应立即用塑料膜密封伤口，避免空气进入；若无塑料膜，可立即用手捂住；患者取半卧位，身体侧向受伤的一侧，等待救护车到来。③昏迷：患者取侧卧位，清除口鼻部分泌物或异物，保持呼吸道通畅，防止痰液吸入。对躁动者应加强防护，并紧急送往医院救治。

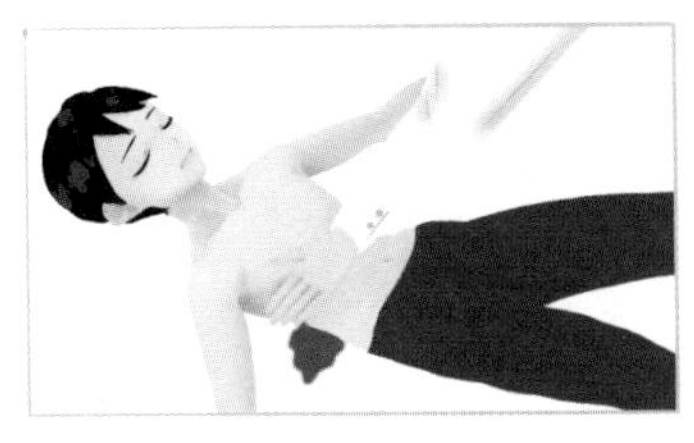

(2)患者被挤压、夹嵌在事故车辆内时：①不要生拉硬拖，不要急于将患者从车上救出，要专业救援人员用机械拉开或切开车辆。②凡伤情较重患者从车内搬动、移出前，首先应在其颈部放置颈托，或进行颈部固定，以防颈椎错位，损伤脊髓，发生高位截瘫。若无颈托，可用硬纸板、硬橡皮、厚的帆布，仿照颈托，剪成前后两片，用布条包扎固定。③对昏倒在座椅上的患者，安放颈托后，可以将其颈和躯干一并固定在靠背上，然后拆卸座椅，与患者一起搬出。

(3)车辆压住患者时，不要开动车辆，也不要把患者从车下往外拖出，应用顶升工具(千斤顶等)或者发动群众抬起车辆。

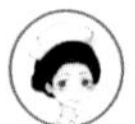

小杏叮嘱

发生车祸时，一定要注意以下几点。

(1)现场抢救的基本顺序为先呼救，再抢救。先抢救患者，后抢救财物；先抢救重伤患者，后抢救轻伤患者。

(2)伤者一定不要随意搬动，防止加重损害。怀疑脊髓损伤者，搬运过程中动作一定要轻柔，腰臀部托住，搬运者用力要整齐一致，平放在木板或担架上。

(3)相连的肋骨同时骨折(也叫连枷胸)，要立即使用棉垫或胸带加压包扎。

(4)如果伤者头颅、胸部和腹部受到撞击或挤压，要警惕内脏出血，应及时到医院诊治，防止内出血突然加剧而导致死亡。

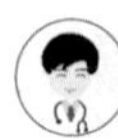

专家提醒

(1)近年来，我国交通事故死亡人数占安全事故死亡总人数的80%以上，远高于世界平均水平。伤亡患者中，摩托车驾驶员最多，其次是摩托车乘员、机动车驾驶员。

(2)交通事故轻则引起擦伤、碰伤，重则造成多器官受损的复合伤。若现场急救不及时，往往造成致残率、死亡率较高。在交通事故死亡者中，头部外伤者占半数以上。

(3)许多交通事故致死都发生在伤后30分钟内，如能在伤后5分钟内给予救命性措施，30分钟内给予医疗急救，则18%～25%的患者的生命可得到挽救。

附录

腧穴，就是人们常说的“穴位”。腧通“输”，有转输、输注的含义；“穴”即孔隙，或凹陷、空窍。所以，腧穴的本义是指人体脏腑经络之气转输或输注于体表孔隙等的特殊部位，是针灸治疗疾病的刺激点与反应点。

参考文献

[1] 李思琴，黄姝绮，吴晓妍，等. 青年卒中特点、流行现状及健康危险行为研究进展[J]. 职业与健康，2020，36(15)：2148-2152.

[2] 马林，巢宝华，曹雷，等. 2007—2017年中国脑卒中流行趋势及特征分析[J]. 中华脑血管病杂志：电子版，2020，14(5)：253-258.

[3] 童志杰，邓力，谢志伟，等. 84例儿童气道异物诊治分析[J]. 云南医药，2020，41(5)：494-495.

[4] 孙成力. 中医简效急救必修课66讲[M]. 上海：上海科学技术出版社，2020.

[5] 胡利民，张月娟，蒋谷芬，等. 中医护理三基培训指导[M]. 北京：科学技术文献出版社，2007.

[6] 孙秋华，李建美. 中医护理学[M]. 北京：中国中医药出版社，2015.

[7] 孙成力，陆文，徐花，等. 中医急救的特色评述[J]. 山东中医杂志，2017，36(7)：617-620.

[8] 肖静，张超，庞亚飞，等. 针灸在急救中的作用与思考[J]. 上海针灸杂志，2019，38(10)：1195-1199.

[9] 梁丽艳，黄泳，曲姗姗，等.《针灸大成》中涌泉穴急救的临床应用[J]. 中医药临床杂志，2019，31(3)：426-429.

[10] 张晶，马天越，尹翠菊，等.《救急选方》中针灸治疗急证学术特点探析[J]. 山东中医药大学学报，2020，44(2)：124-129.

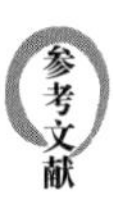

[11] 李扬. 耳尖放血干预高血压的即时疗效观察[J]. 临床医药文献电子杂志，2020，7(38)：50.

[12] 华颖，田青，孙文军. 井穴刺络放血疗法治疗中风意识障碍的机制探讨[J]. 世界中医药，2019，14(10)：2805-2808，2813.

[13] 王俊. 观察护理在拔火罐治疗哮喘发作期的作用[J]. 医学食疗与健康，2020，18(16)：117，120.

[14] 宦红霞. 刮痧佐治小儿感冒(风热证)的退热疗效观察[J]. 中国民间疗法，2020，28(13)：29-31.

[15]潘梅丽. 低血糖致眩晕的中西医结合护理体会[J]. 中国中医急症，2014，23(4)：780-781.

[16]马雪妹，王小萌. 耳穴贴压法对 2 型糖尿病住院患者血糖控制的影响[J]. 山西医药杂志，2020，49(20)：2885-2887.

[17]国家药典委员会. 中华人民共和国药典：2015 年版. 一部[M]. 北京：中国医药科技出版社，2015.

[18]沈玉梅. 健康教育对高血压患者血压和血脂的影响[J]. 中国临床医生，2014，42(7)：44-45.

[19]岑慧红. 内科护理学[M]. 北京：人民卫生出版社，2017.

[20]王贺，周亚滨. 穴位贴敷疗法治疗冠心病不稳定性心绞痛气虚血瘀型临床观察[J]. 辽宁中医药大学学报，2017，19(4)：109-111.

[21]王小刚，高丁. 院前心脏骤停患者 505 例心肺复苏的临床体会及其成功影响因素分析[J]. 中国临床医生，2015，43(4)：39-41.

[22] 崔璨璨，王培席，李华强. 中国小儿烧伤流行病学特征研究进展[J]. 中西医结合护理，2019，5(5)：203-205.

[23] 陈立早，王井泉，许秀峰，等. 针刺五俞穴为主配合十宣放血治疗丘脑卒中后肢体麻木 30 例临床观察[J]. 湖南中医杂志，2020，36(9)：63-64.

[24] 陈智娟. 穴位按摩对突发性短暂性晕厥的治疗效果探讨[J]. 中医临床研究，2019，11(8)：92-94.

[25] 蔡镇坤，张珍玲，曾小春. 图解触电急救与意外伤害急救[M]. 2 版. 北京：中国电力出版社，2010.

[26] 杨清德，杨兰云. 触电急救与意外伤害急救常识[M]. 北京：中国电力

出版社，2013.
[27] 郑红，孙利华，金许洪. 耳穴压豆联合口服加味通窍活血汤治疗外伤性颅脑损伤头痛疗效观察[J]. 浙江中西医结合杂志，2020，30(3)：240-242.
[28] 顾海燕，郑芮芸. 音乐疗法联合穴位按摩对脑外伤患者头痛的影响[J]. 当代护士：下旬刊，2020，27(10)：68-70.
[29] 韩园园. 养血清脑颗粒联合艾灸治疗脑外伤后眩晕的临床观察[J]. 中国民间疗法，2020，28(9)：66-68.
[30] 杨元德，金山茶. 脑外伤后综合征患者调养药膳两款[J]. 饮食科学，2013，(8)：28.
[31] 周小萍. 药膳在重型颅脑损伤患者肠内营养支持的疗效观察[J]. 护理实践与研究，2008，(10)：1-3.
[32] 李映兰. 急诊护理学[M]. 长沙：中南大学出版社，2008.
[33] 石燕华，陈赫赫，刘坤鹏. 儿童溺水近期预后的影响因素探讨[J]. 现代实用医学，2020，32(12)：1518-1519.
[34] 张波. 急危重症护理学[M]. 北京：人民卫生出版社，2012.
[35] 卢海英，周平，唐艳华，等. 高压氧治疗一氧化碳中毒昏迷病人的护理[J]. 全科护理，2009，7(4)：296.
[36] 施荣. 从中医角度谈一氧化碳中毒[J]. 医学争鸣，2019，10(2)：21-24.
[37] 杨森，叶列. 意外伤害现场紧急救护[N]. 淮安日报，2015-07-26(A04).
[38] 王翔宇. 基本急救在船上的应用[J]. 青春岁月，2014(19)：256.
[39] 蔡福满，陈小杭. 急危重症护理学[M]. 北京：人民卫生出版社，2017.
[40] 潘晓彦，秦元梅. 中医护理技能[M]. 长沙：中南大学出版社，2020.
[41] 左娟红，罗春阳. 居民常见疾病健康指导[M]. 长沙：中南大学出版社，2021.
[42] 赵先美，王花芹. 拯救呼吸[M]. 长沙：中南大学出版社，2019.
[43] 王为民，来和平. 急救护理技术[M]. 北京：人民卫生出版社，2015.